"ながら力"が歩行を決める

自立歩行能力を見きわめる
臨床評価指標

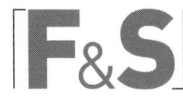

井上和章
著

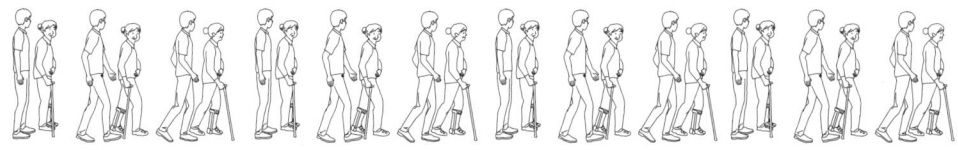

協同医書出版社

装幀……岡　孝治

はじめに

「モヤモヤ感」
　　解決できるか
　　　　「ながら力」

　今、この本を手にしているあなた、たくさんの本のなかから「ながら力」というほかでは見かけることのないフレーズに「何だ、この本は…」と手を伸ばされたのではないでしょうか。この不可思議な言葉とともに、実はもう1つ、本書のキーワードともいえる言葉が出てきます。それは「モヤモヤ感」です。「えっ、何だ、それ…」と、2つ目の"？"が点滅したかもしれませんね。これは脳卒中患者さんの理学療法を進めていくうえで、多くの理学療法士が感じているであろう、何ともすっきりしない気持ちを表したものです。

　私は理学療法士になって、もうすぐ30年を迎えます。その間、教育畑に籍を置いた時期もありましたが、そのほとんどの年月は総合病院で患者さんと向き合ってきました。そして、多くの片麻痺の方にも接してきました。理学療法士養成校を卒業して間がないころの私は「臨床はやりがいがあって面白いけれど難しいなぁ。でも、そのうちに、そう、10年も臨床経験を積めば患者さんのことは何でもわかって、テキパキ

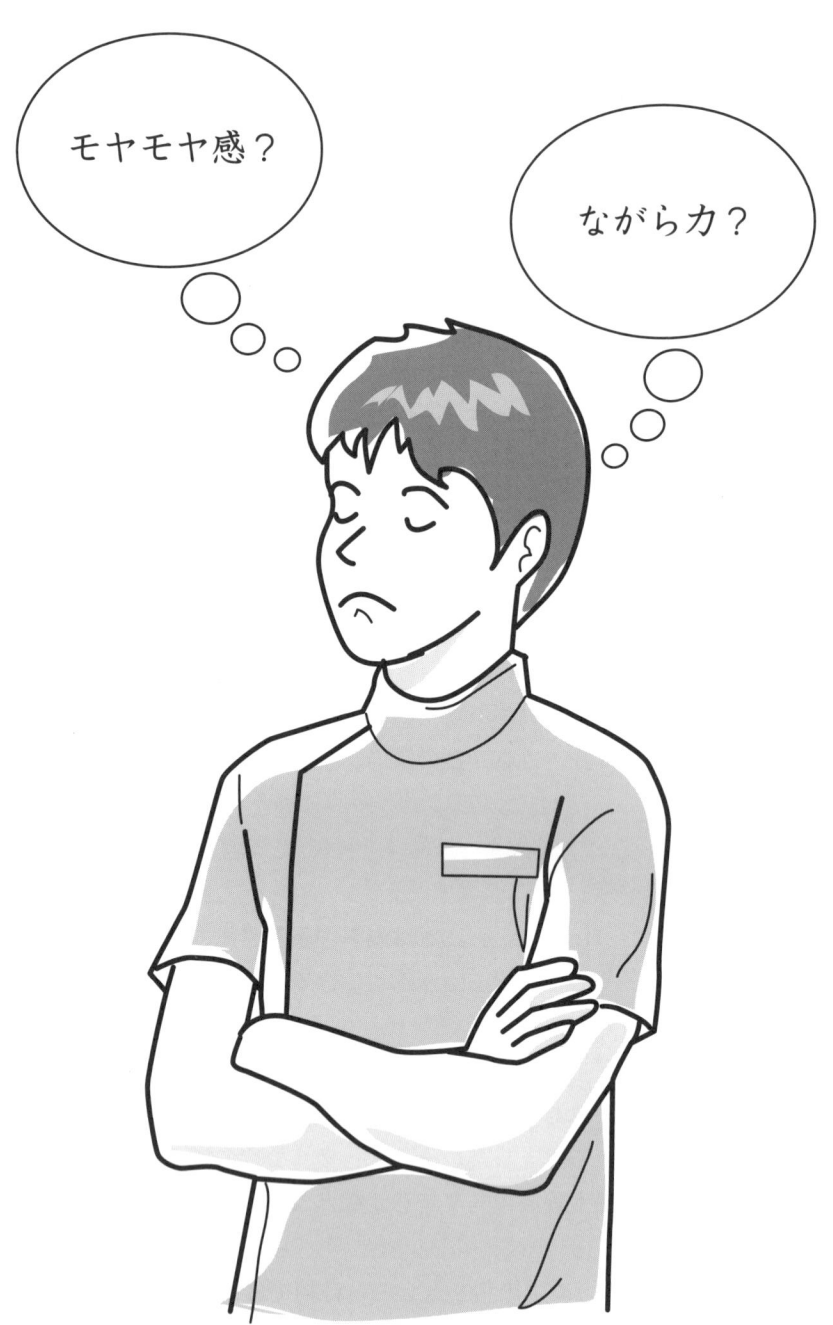

|「モヤモヤ感」解決できるか「ながら力」|

とこなせるようになれるかな…」と漠然と思っていたものでした。しかし、実際には、経験を積めば積むほど、勉強すればするほど、いろいろな疑問や悩みが湧き上がってくることに気づきました。後から後から、それも、きりがないくらいに。それをひとつずつ、自分なりに解消してきたつもりでしたし、そうした作業の繰り返しが自分自身の成長につながってきたようにも感じています。けれども、いつまで経ってもスッキリさせることのできない問題もありました。そう、そのひとつが「片麻痺患者さんの歩行練習って、いつになったら、どれくらい歩けるようになったら、ひとりで歩いてもらってもいいんだろう…」と。ズバリ、自立歩行の開始はどのようにして判断すればいいのか、ということです。

「そんなの決まってるじゃない。片麻痺患者さんを診ていれば、誰だってやっていることでしょ」と思われたあなた、確かに、あなたがそう感じられるのは当然かもしれません。片麻痺患者さんにかかわっている理学療法士であれば、皆さん、どこかの時点で、何らかの方法で、その判断をしているはずですし、しないわけにはいかないのですから。でも、おそらくは、かなり頭を悩ませながら、といった状況ではありませんか。そう、モヤモヤしながら…。

片麻痺患者さんの歩行能力は、運動機能面から評価されることがほとんどだといっても過言ではないでしょう。ですが、そういった一面的な視点だけでは、やはり不十分ではないでしょうか。それは、実用的に歩く能力というものが、2つの要素、つまり、運動機能（motor function）と認知機能（cognitive function）の絶妙なコラボレーションによってもたらされていると考えるからです。

もちろん、歩行は運動機能に大きく左右されます。下肢筋力や体幹機能、バランス能力などが不十分であれば、当然、歩行は困難なものとなります。しかし、運動機能が比較的良好であったとしても、周囲への適切な注意配慮や危険予測能力を欠いていれば、転倒リスクは非常に高いものになってしまうことでしょう。

「洗面所の前の廊下は濡れているし、滑りそうで危ないな」

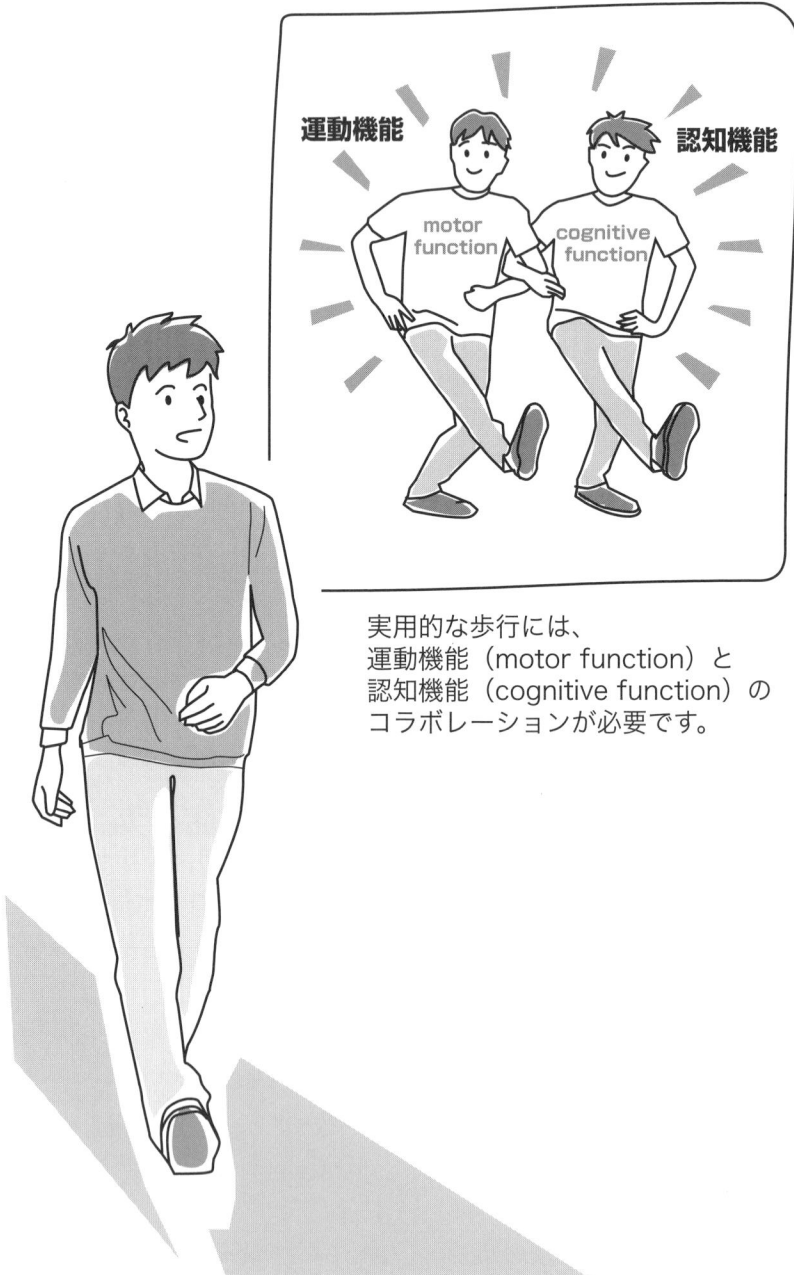

歩行には運動機能と認知機能のコラボレーションが必要

実用的な歩行には、
運動機能（motor function）と
認知機能（cognitive function）の
コラボレーションが必要です。

> 「モヤモヤ感」
> 解決できるか
> 「ながら力」

「足音が聞こえるぞ。あの角から人が出てくるかもしれないので用心しよう」

「おっと、前の車椅子、急に止まったぞ。近づき過ぎないようにして、ここで止まって待ってなきゃ」

　私たちはそれほど意識しなくても、こうした対応をごく自然にとっています。知覚、判断、推論、決定、記憶、言語理解といった類の認知機能をフルに駆使することで、安全に歩くことができているのです。運動機能と認知機能がお互いの役割を果たさなければ、歩行は実用的なものにはなりません。そうです、両者のコラボレーションこそが必要なのです。

　そうであれば、こういった歩行時に必要な認知機能を把握することで、先ほどのモヤモヤ感を解消するヒントが得られないでしょうか。そうした思いのなかから、やがてたどり着いたのが「ながら力」でした。「ながら」とは、2つの動作や状態が並行して行われることですよね。「ながら力」、つまり「〜しながら歩く」能力に目を向けてみてはどうだろうか、と考えたわけです。

　普段、私たちが歩いている状況を思い浮かべてみてください。目的地に向かって、一言もしゃべらずに、脇目もふらずに歩き続ける、そんな必死の状況も時にはあるでしょう。けれども多くの場合、私たちは行き違う人と挨拶を交わしたり、誰かと一緒におしゃべりをしながら歩いています。最近では、携帯電話で話しながら歩いている人もよく見かけますよね。また、おしゃべりをしていなくても周囲の景色を目にしながら歩く、お店のウインドウに飾ってある商品を値踏みしながら歩く、といった状況が普通なのです。

　「〜しながら歩く」力、こうした能力に目を向けないで、運動機能面だけで歩行を評価してしまうために、どうにもすっきりしない感じが残ってしまうようなのです。

　実際、私が所属する（社）広島県理学療法士会の会員の皆さんを対象に行ったアンケート[1]でも、自立歩行を開始する時期の判断では、い

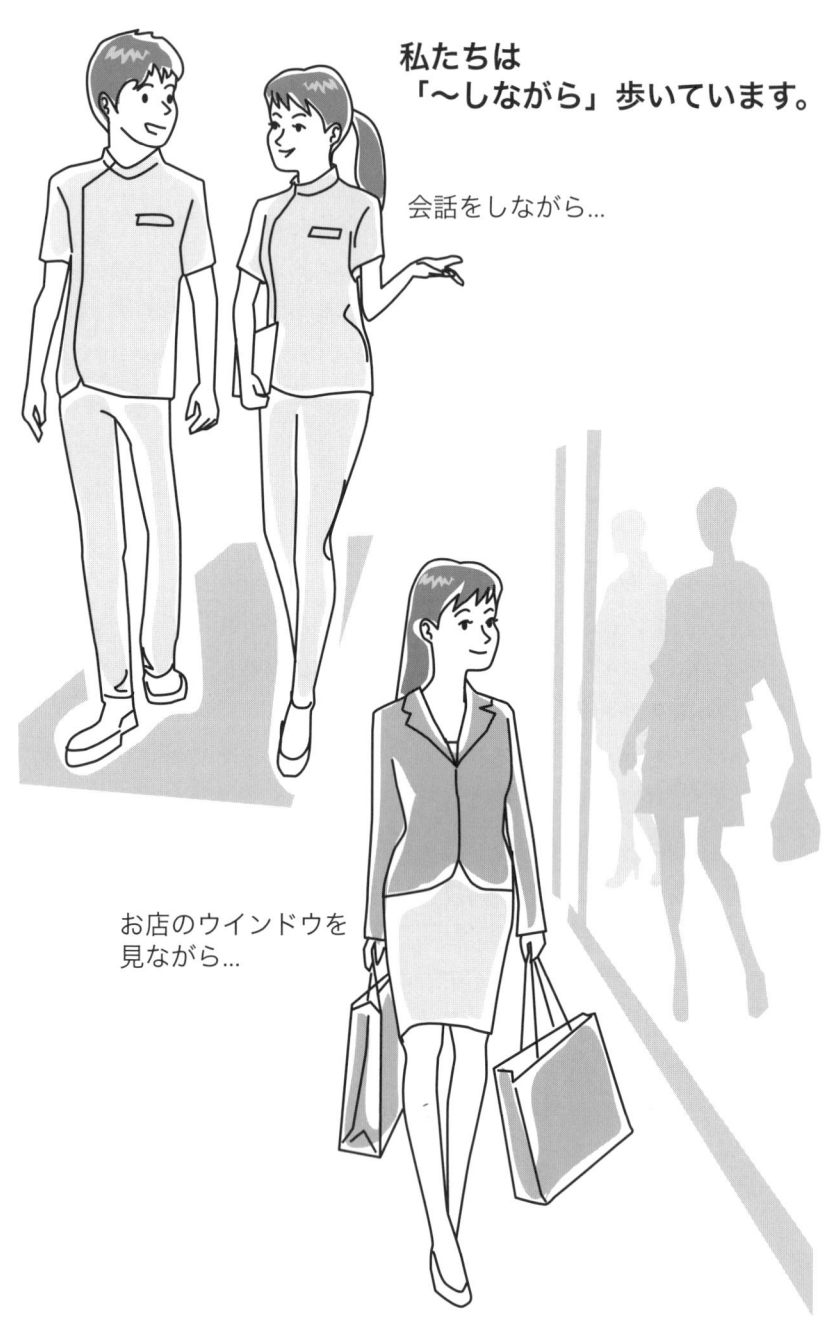

| 「モヤモヤ感」 |
| 解決できるか |
| 「ながら力」 |

つもスッキリしない「モヤモヤ感（こういう表現ではありませんでしたが…）」を感じると回答された方が、予想以上に多くありました。

　「ほかの人はどうやって、判断しているんだろう」

　「よその施設には、何か良い基準があるのかな」と皆さん、気になっているんですね。やはり、これは多くの理学療法士に共通する悩みといえそうです。

　もし、あなたが「そうそう、そうなんだよ。転んで骨折なんてことになったらたいへんだし、運が悪いと、最悪、頭を強打して頭部外傷、ってこともあるからね。自立歩行を始める時って、いつも悩むんだよなぁ。何か良い方法がないかな」と感じていたら、このままBOOK 1、そしてBOOK 2と順に読み進めてみてください。「へぇ～、そんな方法もあるの」と思ってもらえることでしょう。

　けれども、「えぇ～、絶対に転ばないなんてこと、誰にも言えるはずがないし、そんなの無理でしょ。そんな簡単に判断ができるわけないよ」と思った方は、ひとまずBOOK 2を飛ばして、BOOK 1からBOOK 3へと読み進んでみてください。なぜ、私がF&S（自立歩行能力を評価する指標です。いわば本書の主役です）をお勧めするのか、その開発過程と根拠について記載しています。BOOK 3にじっくりと目を通していただき、十分、納得のうえでBOOK 2に戻っていただければよろしいかと思います。

　多くの皆さんが感じておられる「モヤモヤ感」、もちろん、私自身が最も感じていたのですが、これを少しでも解消しようとした取り組みが本書です。臨床の現場にいる一理学療法士からの発信に、興味をもっていただければ、たいへんうれしい限りです。そして、あなたの臨床場面のなかに、この試みを組み入れていただけるとしたら、これ以上の喜びはありません。

2011年10月

井 上 和 章

CONTENTS BOOK 1

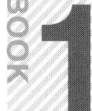

BOOK 1 片麻痺患者さんの歩行能力をどのように評価していますか *page 1*

あなたの周りにはありませんか、こんな場面が… ……………… 3

読者の皆さん、どうやって判断していますか ……………… 4

自立歩行開始の判断指標って、
　これまでなかったのでしょうか ……………… 11

自立歩行開始の判断指標について、
　あらためて、その意義を確認してみましょう ……………… 11
　　効果的なリハビリテーションの実施が可能になります ……………… 11
　　私たちや所属施設を医療訴訟から守るには… ……………… 12
　　　判断の根拠を明確に ……………… 13

理学療法士の治療上の判断に問われる責任は… ……………… 13

求める指標の条件：
　実際に使えるためには、Simple, Easy & No Cost ……………… 14

想定している自立歩行は自立へ向けた最初の一歩です ……………… 16

x

CONTENTS BOOK 2

F&S を使ってみませんか

page 19

Subset of Functional Balance Scale：S-FBS ……… 21
FBS はこんなテストです ……………………………… 21
FBS の「ここがもうひとつかな」と思われるところ …… 22
"F" はこうして生まれました ………………………………
S-FBS の実施方法 ……………………………………… 24
　1．立位保持 ………………………………………… 26
　2．椅子から別の椅子への移乗 …………………… 28
　3．上肢前方リーチ ………………………………… 28
　4．360°回転 ………………………………………… 28
S-FBS の判定方法 ……………………………………… 28
……………………………………………………………… 33

"Stops Walking When Talking" test：SWWT ……… 33
SWWT ……………………………………………………… 34
「なんだか、危ないんだよね」の指標として ………… 37
ライブな現場に SWWT ………………………………… 38
SWWT の実施方法 ……………………………………… 39
SWWT の判定方法 ………………………………………
……………………………………………………………… 44

F&S の判定方法 ……………………………………… 44

CONTENTS BOOK 2

F&S を使用する前に ……………………………………………………………… 45
 F&S は実施するタイミングも大切です ……………………………………… 45
 F&S の適用が難しい場合もあります ………………………………………… 45
  1. 両側性に片麻痺がある ……………………………………………………… 46
  2. 明らかな失調症状がある …………………………………………………… 46
  3. 重度の高次脳機能障害や認知症がある …………………………………… 47
  4. 難聴など、検査を実施することが困難な状況にある …………………… 47

「自立歩行が可能である＝転倒の可能性はない」
 ということにはなりません ……………………………………………………… 47

転倒予測尺度を通してみた F&S ………………………………………………… 51

F&S を歩行練習に生かしてみませんか …………………………………………… 54

頑張ろう、臨床の仲間たち ………………………………………………………… 56

自立歩行開始までの流れ図 ………………………………………………………… 57

Column　記憶（memory）………………………………………………………… 58

CONTENTS BOOK 3

BOOK 3 F&S はこうして生まれました *page 61*

評価指標には何がいいのだろう… ……………………………………………………… 63
　自立歩行の開始を判断する指標に求められるもの：2つの視点から …… 63

歩行時のバランス能力を把握する指標について考える ……………… 66
　Functional Reach（FR） ……………………………………………………………… 66
　Timed Up and Go Test（TUG） ……………………………………………………… 67
　Functional Balance Scale（FBS） ………………………………………………… 68

歩行時の認知機能を把握する指標について考える ………………… 69
　二重課題への着目 ………………………………………………………………………… 69
　　"Stops Walking When Talking" test …………………………………………… 70

予備研究1
自立歩行に必要なバランス能力の評価指標を求める ……………… 72

FBSの新たな活用方法：下位4項目と境界点による評価 ………… 72

予備研究1の結果から見えてきたもの ……………………………………… 73

境界点を利用することのメリット ……………………………………………… 75

境界点到達項目数という判定方法 ……………………………………………… 76

予備研究2
自立歩行に必要な認知機能の評価指標を求める …………………… 78

SWWTに関する検証 …………………………………………………………………… 78

CONTENTS BOOK 3

SWWTの実施要領 ··· 78

「予備研究2」の検討内容 ·· 79

検証作業で設定したSWWTの設定条件 ·· 79
声かけに使用する質問の種類 ·· 80
　　3種類の質問内容
　　身体内外環境への注意:「体調」「天候」—80　　意味記憶:「年齢」「住所」—81　　エピソード記憶:「直前の食事内容（朝食／昼食）」「服薬状況」—81
　　3種類の質問の組み合わせ方 ·· 82
テスト時の歩行距離 ··· 82
　　2種類の歩行距離
　　目的地を設定した歩行—82　　10m歩行—82
テスト施行時に設定した内容:
　　質問内容と歩行距離を掛け合わせて、4通りのセッションを設定 ········ 82

得られた結果 ·· 83
エピソード記憶と10m歩行がいいぞ！ ······································ 83
エピソード記憶では立ち止まりが多くなる ································ 86
エピソード記憶は難易度の高い課題である ································ 87
歩行距離は短くてもよい

なぜ、返答時に立ち止まるのか:鍵を握るワーキングメモリ ······ 88

横断的研究
予備研究を基に、
自立歩行の開始を判断できる判定基準を求める ························ 90

CONTENTS BOOK 3

予備研究 1 & 2 を振り返って ....
 S-FBS と SWWT で求める判定基準 90
  対象とした施設はどこですか？ 92
  対象者は何名でしたか？ 92
  結果を総括すると、どのようなものでしたか？ 92
  自立群と非自立群を比較してみると…—93   FBS 下位 4 項目の結果は…—93   SWWT の結果は…—94   自立歩行を規定する因子として抽出されたものは…—94
  S-FBS と SWWT が、どのような結果になれば、
   自立歩行可能と判定できるのでしょうか？ 94
  "S-FBS と SWWT" から F&S へ—97   判断指標としての F&S は、どの程度の精度があるのでしょうか？—97
 では、こうして求められた結果を振り返ってみることにしましょう 98
  期待から確信へ：F&S って良さそうだぞ 98
  SWWT が活躍する場面 99
  互いに助け合う S-FBS と SWWT 99
  F&S に残された課題 100

縦断的研究
横断的研究で求めた判定基準を実際の臨床場面に適用し、その有用性を検証する 101

判定基準の旅は、いざ佳境へ
 いよいよ臨床場面に臨む F&S 101
  対象とした施設はどこですか？ 102
  対象者は何名でしたか？ 102
  どのように研究を実施しましたか？ 102

CONTENTS BOOK 3

結果を総括すると、どのようなものでしたか？ ……… 103
F&S 群と対照群を比較してみると ……… 103
基礎項目に違いはありましたか？—103　F&S の結果はどうでしたか？—103　発症前の転倒歴には違いがありましたか？—103　自立歩行開始から 1 か月間に、転倒・ニアミスは発生しましたか？—103
転倒・ニアミス群と非転倒群を比較してみると ……… 104
基礎項目に違いはありましたか？—104　F&S の結果はどうでしたか？—105　発症前の転倒歴には違いがありましたか？—105

F&S の最終検証からわかったこと ……… 106
「多施設での対照群」がもつ意味合い ……… 106
F&S 群と対照群：自立歩行開始時の状態は変わらない？ ……… 106
F&S による判定で、転倒リスクは増加していなかった ……… 107
F&S を使って「モヤモヤ感」を払拭する ……… 107
それでも生じる転倒対策には…：発症前の転倒歴が重要です ……… 110

はじめに：「モヤモヤ感」解決できるか「ながら力」……… iii

おわりに：「ながら力」「モヤモヤ感」を吹き飛ばせ ……… 113
文　献 ……… 117
　引用文献 ……… 117
　参考文献 ……… 119

編集制作：永和印刷編集室／本文デザイン・DTP 組版：浅野裕美

BOOK 1
片麻痺患者さんの歩行能力をどのように評価していますか

自立歩行能力の判断指標が臨床の現場で必要とされる背景を振り返るとともに、その指標にはどのような要件が求められるのかについて考えてみます。

あなたの周りにはありませんか、こんな場面が…

　脳血管障害による片麻痺、私たち理学療法士の対象疾患として、最もポピュラーなもののひとつです。発症後は、原疾患に対する治療とともにリハビリテーションが始まります。多くのケースでは、理学療法も発症早期から開始されているはずです。その後の経過は患者さんの状態によってさまざまですが、教科書的には寝返りなどの床上動作から座位練習、車椅子移乗、立位練習といった流れでしょうか。もちろん、関節可動域運動やさまざまな神経・筋の再学習なども行われるはずです。いずれにしてもリハビリテーションの最終的な目標は、生活の再構築、そして、人生の再構築ということになろうかと思います。おっと、リハビリテーションかくあるべき、といった点を論じ続けていると、本書の趣旨から脱線してしまいます。話を元に戻しましょう。

　リハビリテーションが生活や人生の再構築を目指すのであれば、理学療法においては移動手段の確立、より端的にいうならば、歩行能力の再獲得ということも具体的な獲得目標としてあげられます。ただし「歩く」ということは、日常生活動作に必要な手段に過ぎないわけで、これが最終的な目標にすり替わっては本末転倒といえます。歩行自体が目的化してしまっては、理学療法アプローチの本質を見誤ることになりかねません。けれども、歩行の可否が生活の質を左右しうる重要な要素であることも、また間違いのない事実です。いかにして歩行能力の改善を図っていくか。これは、歩行の専門家であるべき私たち理学療法士に与えられた重要な命題といえます。

　ところで、読者の皆さん、普段の臨床でこんな場面はないでしょうか。

　　その1　患者Ａ：「大分、歩けるようになってきたし、そろそろ（ひとりで歩いて）お便所に行きたいんですが…」

> BOOK 1
> 片麻痺患者さんの歩行能力を
> どのように評価していますか

その2　患者B：「早くひとりで歩きたいんです。まだ、歩いてはダメですか」

その3　看護師：「片麻痺の〇〇さん、ぼちぼち自分でトイレに行ってもらったらと思うんですけど、どうですかね」

　片麻痺患者さんの理学療法アプローチが順調に進み、歩行能力が改善してくると、当然、こうした声があがってくることでしょう。これに対して、「まだ、ダメですよ。もう少し待ってください」とか、「そうですね。そろそろ歩いてもらおうと思っていました。じゃあ、必ず杖を使うということで始めましょう」と、明確に答えられるのであれば、何も悩むことはありません。でも、「う〜ん、そうですね…。ぼちぼち、ひとりで歩いてもらってもいいかなとも思うんですけど…。まだ、ちょっと、あれなんですよねぇ（「えっ、あれって何？」という声が陰から聞こえてきそう…）」なかなか、すっきりと返答できない場合って、結構、ありませんか。

　私も日本語のもつあいまいさを最大限に生かして、似たような返答をしてしまうことがしばしばでした。人間関係に波風を立てずうまく人づき合いをしていくうえでは、白黒をはっきりとさせずにその場をやんわりとやり過ごすのも有効な手立てでしょう。それが日常の人づき合いであれば…。しかし、片麻痺者の歩行に関して、専門家たる理学療法士がこうした対応しかとれないというのは、決して褒められたものではありません。自分自身、「反省…」です。

読者の皆さん、どうやって判断していますか

　実際のところ「ほかの人たちはどうやって自立歩行の開始を判断しているんだろう」と気になる方も多いのではないでしょうか。そこで、私が所属している（社）広島県理学療法士会の会員の皆さんにご協力をい

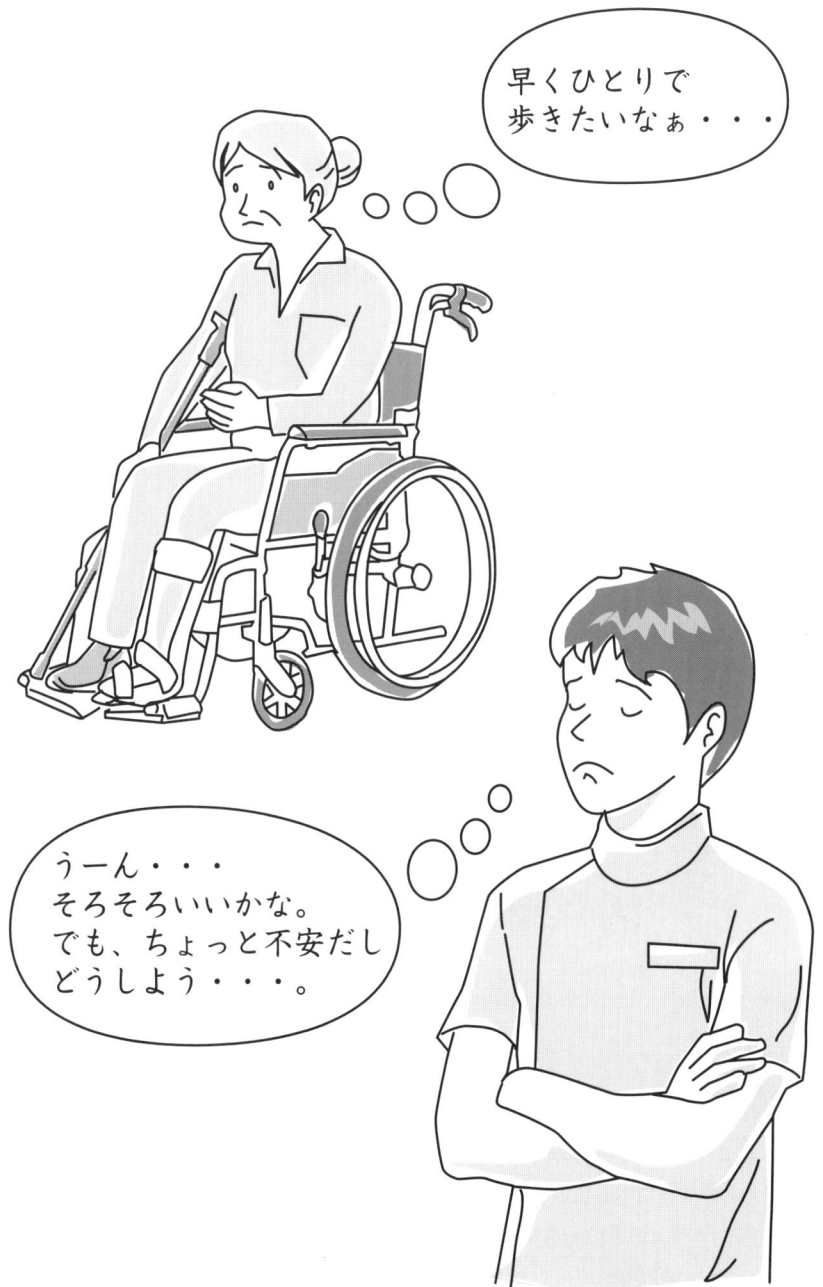

BOOK 1
片麻痺患者さんの歩行能力をどのように評価していますか

自立歩行の開始はどのように判断されているのか？
広島県理学療法士会会員を対象としたアンケート

対　　象：広島県理学療法士会会員 200 名
　　　　　（標榜診療科名、脳血管リハ料届出により抽出）
方　　法：郵送法による無記名質問調査
有効回答：回答者 101 名中、79 名（39.5％）
　　　　　性　　別：男性 50 名、女性 29 名
　　　　　年　　齢：33.1 ± 6.2 歳
　　　　　経験年数： 9.1 ± 6.2 年

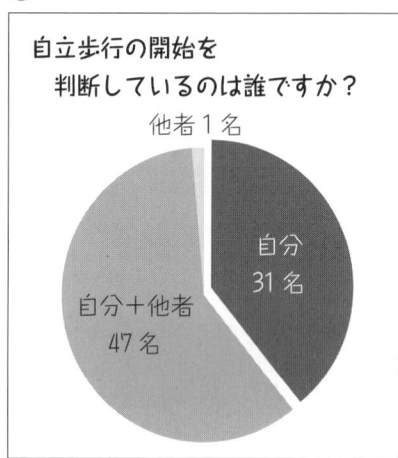

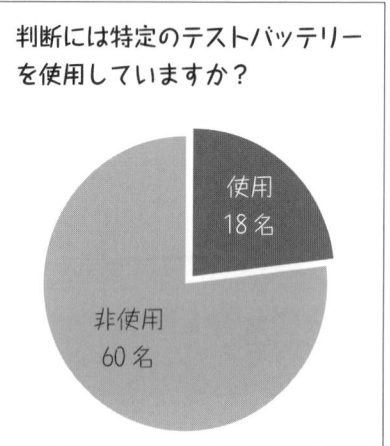

ただき、臨床現場の実情をアンケートで調べてみました[1]（❶）。

　回答者の所属する施設内で自立歩行の開始を決定する場合には、ほぼ全員（99％）が何らかのかたちでその判断にかかわっていました。そのうち、4割は「自分自身で判断する」、ほかの6割の人は「他者（先輩や同僚の理学療法士、看護師、医師、作業療法士、介護職員など）と

❹

テストバッテリーを使用しない場合、判断の根拠としているものは何ですか？

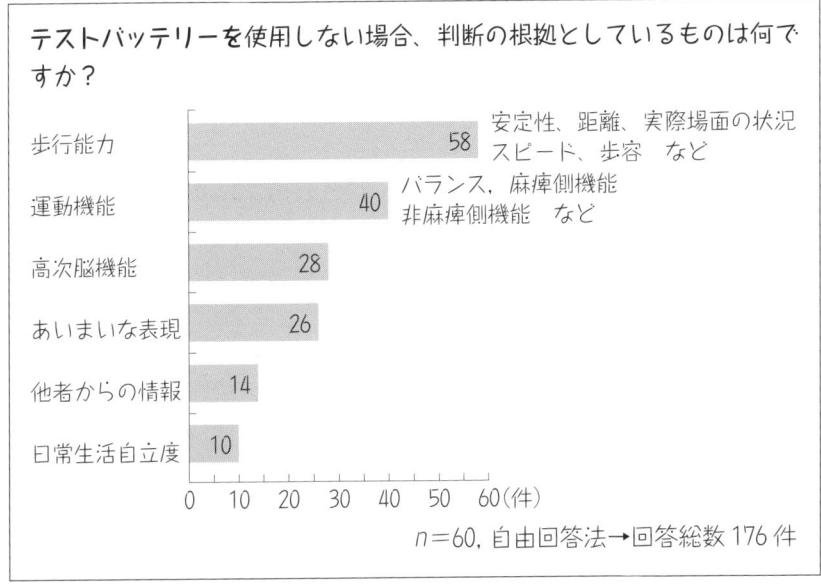

一緒に判断する」という回答でした（❷）。そこで、こうした判断は「何を基準に、どのようにして行っているのか」を尋ねてみたところ、「（何らかの）特定のテストバッテリーを使用して判断している」という答えは４分の１に満たない状況でした（❸）。これ以外の人は、歩行の状態や運動機能的側面、認知症を含めた高次脳機能障害の状態、日常生活の状況などの要素から判断している、ということでした（❹）。

　つまり、理学療法士としての経験と観察による主観的判断が主であり、必ずしも客観的な基準に基づいたものではないということです。なかには、ズバリ「勘」と答えられた方もありました。もっとも、十分な臨床経験を積んだ理学療法士の観察は、それが主観的判断であったとしても、非常に重要な意味合いをもっているはずですし、決してその有用性が否定されるものではありません。ただ、問題といいますか、難点は、その判断指標が当の本人には有効なものであったとしても、その根拠を他者に対して的確に伝えることは難しく、必ずしもその判断の妥当

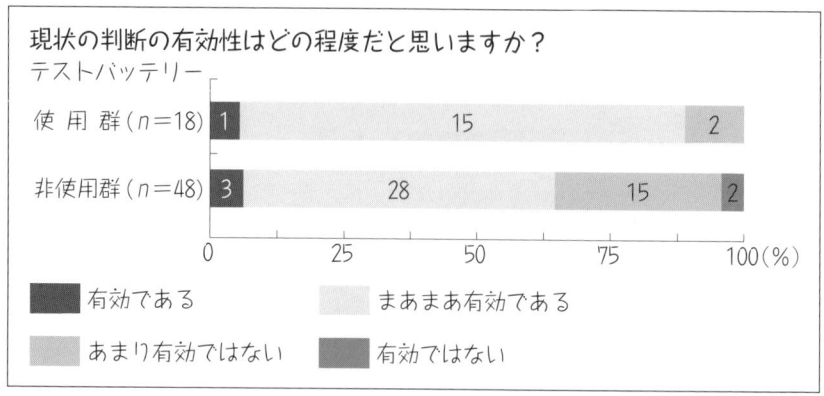

性について、第三者の理解が得られるとは限らないという点にあります。

実は、私が行った調査と同様のものが、10年あまり前（1999年）にも報告されていました[2]。興味深いことに、10年を隔てた2つの調査を見比べてみると、「特定のテストバッテリーを使用して判断する」という回答の割合が、ほとんど変わっていないのです。つまり、この10年間、日本にはさまざまなテストバッテリーが導入されてきましたが、いずれも決定的な方法として定着するには至っていない、ということのようです。

では、今、現在、自分が行っている判断について、皆さんはその有効性をどのように感じているのでしょうか。「有効である」「まあまあ有効である」「あまり有効ではない」「有効ではない」の4段階リッカートで回答を求めたところ、程度の差はあるものの、有効と感じている前二者が7割強を占めていました。しかし、有効性を感じてはいるんだけども「有効である！」と自信をもって言い切れる人は、わずか数パーセントという状況でした（❺）。

そこで、どういった点に不十分さを感じているのかを尋ねたところ、「尺度があいまい」「転倒予測が困難」「カットオフ（基準となる値）不

> 現状の判断の有効性は？
> 現状の判断の不十分な点は？
> テストバッテリーがあれば？

❻

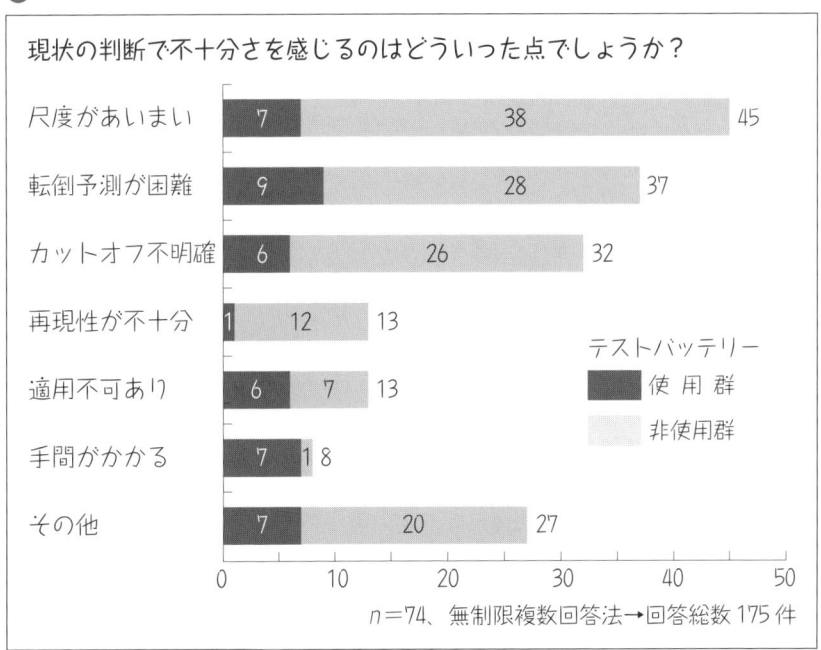

❼

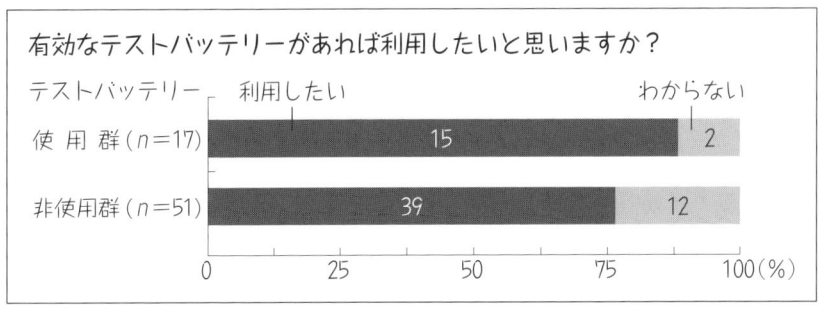

明確」といった項目に、いずれも半数以上の方が該当すると回答していました（❻）。そのため、こうした難点を解消した、より有効な判断指標が提示された場合には「利用したい」という人が7割以上にも及びました（❼）。また、残りの回答者も、決して「利用したくない」という

BOOK 1
片麻痺患者さんの歩行能力をどのように評価していますか

ことではなく、判断指標が具体的に提示されていないので利用するかどうかが「わからない」というものでした。

　アンケートの最後には自由記載欄を設け、日ごろの思いを記入していただきました。その一部をご紹介することで、リアルな臨床の声を皆さんにお届けしたいと思います。

「経験に頼らない判断指標が必要だと感じています」…"1年目、31歳" "3年目、41歳" "14年目、35歳" "29年目、50歳" ほか、多数

「自分自身の経験で判断しているので、自立歩行を開始するときにはいつも不安があります」…"8年目、38歳"

「自分の判定基準はあいまいだと感じています」…"5年目、28歳"

「運動機能面だけでなく、多面的な評価が必要だと思います。有用な判断指標の作成を期待しています」…"10年目、31歳"

「自立歩行の開始基準というのは、古くて新しいテーマです」…"14年目、43歳"

「自立歩行開始の判断は、理学療法士がチームのなかで専門性を発揮し、認められるための必須項目ともいえるものではないでしょうか」…"20年目、42歳"

「絶対に転倒しないという基準はないと思います。いつも悩んでいます」…"8年目、31歳"

　いかがですか。

　「そうそう、そうなんだよ。やっぱり、みんな、困ってるんだね。私だけが悩んでるわけじゃないんだ」

　と、感じられた方も多いのではないでしょうか。

　では、こうした実情を踏まえたうえで、お話を進めていくことにしましょう。

> 自立歩行開始の判断指標の意義を確認して、効果的なリハビリの実施へつなげよう！

自立歩行開始の判断指標って、これまでなかったのでしょうか

　では、これだけ多くの人が悩み、利用を望んでいる判断指標は、これまで本当になかったのでしょうか。

　片麻痺者の歩行については、これまでにも非常にたくさんの研究報告があります。歩行能力を左右する要因についての検討もされてきました。ざっと見わたしただけでも、発症からリハビリテーションまでの期間や年齢といった属性、体幹機能、非麻痺側下肢筋力、麻痺側そのものの下肢機能、麻痺側への荷重量の程度といった運動機能、また、注意障害や認知症といった高次脳機能など、実にさまざまな要因について考察されています。また、バランススケールや動作テストを用いることで、パフォーマンスレベルから自立歩行能力との関連を検討したものもみられます。けれども、臨床場面において「いつから自立歩行を開始したらよいのか」を判断する基準は、いまだ、明確に提示されていないようです。尺度として記載されたものは、私の探した限りでは目にすることができませんでした。理学療法士が実際場面での歩行を一定期間にわたって観察して決定する、という記載はありましたが、あくまで主観的な判断にとどまるものでした。

自立歩行開始の判断指標について、あらためて、その意義を確認してみましょう

効果的なリハビリテーションの実施が可能になります

　「歩くときは、必ず誰かに見てもらってください」という制約から解放された患者さん、病棟内をひとりで歩けるようになれば、当然、歩行機会は増えてくるはずです。歩行量の増加は、さらなる歩行能力の改善

> BOOK 1
> 片麻痺患者さんの歩行能力を
> どのように評価していますか

へと結びつくことが期待されます。そして、こうした動作機会の増加は、全身調整能力やさまざまな体力指標にも改善を与え、自立生活の獲得を促すことにもつながってくるでしょう。また、患者さんの心理面に対しても好影響を与えるはずです。ひとりで歩けるようになれば、やっぱり、うれしいですよね。

　言い換えるならば、いつまでも誰かの見守りが必要な状況が続いていては、なかなか活動量を増やせませんし、生活も活性化されてきません。リハビリテーションを効果的に進めるためには、根拠に基づいた判断指標によって、可及的早期から自立歩行を開始することが重要な意味をもっているのです。

私たちや所属施設を医療訴訟から守るには…判断の根拠を明確に

　最近は医療事故に関する報道が増えてきました。リハビリテーション領域に関しても、例外ではありません。そのため、どこの施設でも医療事故の防止には、さまざまな対策が講じられてきています。私たち理学療法士の周りで生じるインシデントやアクシデントで最も多いものは、やはり転倒や転落でしょう。

　自立歩行を開始して間がない患者さんが転倒して、不幸にもケガをしてしまった、という場合を想定してみましょう。このような場合、自立歩行を許可した側に、何らかの責任を問われることがあるのでしょうか。とても不安な点ですよね。転倒の恐れはきわめて少ないと判断して、見守りを解除したはずです。ですが、転倒の可能性はゼロにはなりえません。「絶対に転倒しない」とは、誰にもいえないのですから。

　では、こうした際の法的解釈、つまり歩行開始と判断した責任はどのようになるのでしょうか。法律の専門家である弁護士の方に、実際に尋ねてみました[3]。

Q&A 理学療法士の治療上の判断に問われる責任は…

理学療法士の治療上の判断に問われる責任は…

Question 理学療法士の治療上の判断は、どこまで、その責任が問われるのでしょうか。

たとえば、片麻痺患者に対して歩行練習を実施する場合、機能の改善が得られれば、ある段階をもって自立歩行へと移行します。この際、理学療法士が患者に一人で歩くことを勧めて間がない時期に、転倒してケガを負った場合などでは、その責任を問われると考えるべきでしょうか。また、こうした判断をする場合には、歩行状況の観察による経験的な判断といった主観的なものではなく、具体的な根拠や判断指標の記載が必須となるのでしょうか。

Answer 自立歩行の適応があるかないかは、優れて専門的な判断になります。したがって、判断の時点で、自立歩行の適応について専門的、合理的な判断材料があれば、仮に、結果的にこれと異なった事態が発生したとしても、直ちに責任を問われることはありません。問題は「自立歩行の適応」の判断根拠が正しいかどうか、ということです。その意味では「具体的な根拠や判断指標の記載」が必要になってきます。事故が発生した場合は、いかに裁判でも、その事実の再現は不可能であり、事実の再現は記録の方法によって推定するしかありません。

私の質問に対して、このような回答をいただきました。転倒という事実のみが問題視されてしまうと「じゃあ、転倒事故を避けるためには、あまり歩いてもらわないほうが安心だね」ということになりかねません。ですが、これでは本末転倒もいいところです。そこを何とかしてこその専門職です。要するに、専門性に基づいた判断根拠が示されていれば、転倒に関して責任は問われないということのようです。エビデンス

BOOK 1
片麻痺患者さんの歩行能力を
どのように評価していますか

が不十分と判断された医療行為や、不十分・不正確な説明だと「過失があった」と認定されてしまいます。客観的で適切な判断指標を用いて自立歩行能力を把握できれば、必要以上に転倒を恐れることなく、積極的なアプローチが可能になってくるはずです。根拠に基づいた判定基準は、転倒事故から片麻痺患者さんを守るとともに、医療訴訟から私たち自身を守ることにもつながってくるのです。

求める指標の条件：
実際に使えるためには、Simple, Easy & No Cost

では、どうやって判断すればよいのでしょうか。

「早く、テスト方法を説明してよ」という声が聞こえてきそうです。まあまあ、そう焦らずに。後ほど紹介するF&S（おっ、やっと、名前が出てきました）を十分、理解していただくためにも、もう少しだけページをください。

本書でお伝えしたい判断指標は、実際に臨床場面で活用することを目的としています。そのためには、BOOK 3で説明しているようなテストの精度だけではなく、もっと違った面での条件も満たす必要があると考えます。忙しい臨床の合間を縫ってテストをするわけですから、短時間ですませられること(Simple)、臨床に従事している理学療法士であれば、誰でも容易に実施できること(Easy)、そして、特別な測定機器を使用しなくてもいいこと(No Cost)、という3つの条件です。研究活動ではなく、日々の臨床のなかで使用するためには、こうした条件って、結構、大切ではないでしょうか。そうでなければ「使ってみようかな」という気持ちにはなれないと思います。

そこで、本書の指標に求めるコンセプトは"Simple, Easy & No Cost"としました。研究のためのデータをとることが目的ではありません。あくまで、臨床のなかで生かされなければ意味がないのです。

Simple
Easy
No Cost

臨床で使えるためには・・・

判断指標に求めるコンセプト

○ Simple
○ Easy
○ No (Low) Cost

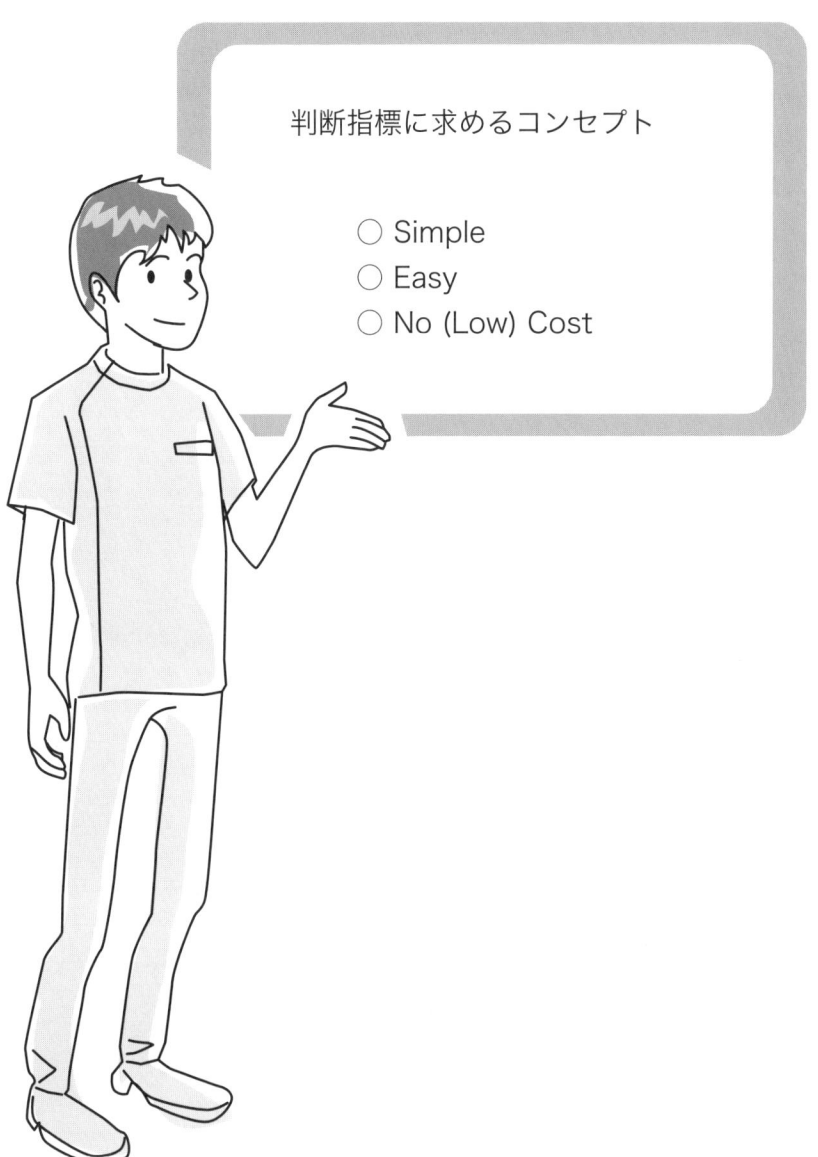

BOOK 1
片麻痺患者さんの歩行能力を
どのように評価していますか

想定している自立歩行は自立へ向けた最初の一歩です

　いよいよ核心に迫ってきました。ですが、その前に、もうひとつはっきりさせておかなければいけないことを忘れていました。

　本書のなかに出てくる「自立」歩行とは、どのレベルを想定したものなのか、ということです。これまでの説明から、読者の皆さんは何となくおわかりかもしれませんが、ここに食い違いがあってはいけませんので、確認しておきましょう。

　自立歩行の範囲は、病棟内、施設内、施設周辺、制限なし、と規定できます。本書での自立歩行は、あくまで「病棟内」自立歩行を指したものです。脳卒中を発症後、移動能力を再獲得し、生活範囲を拡大していくための第一歩は、やはり病棟内移動からと考えます。病棟内であれば、きわめて例外的な場合を除いて、段差やスロープといったバリアはないはずです。実際に移動する生活範囲は、バリアフリー環境ととらえることができるでしょう。

　本書では、こうした環境条件を前提として、自立歩行の判断について考えていくことにします。

最初の一歩は病棟内から

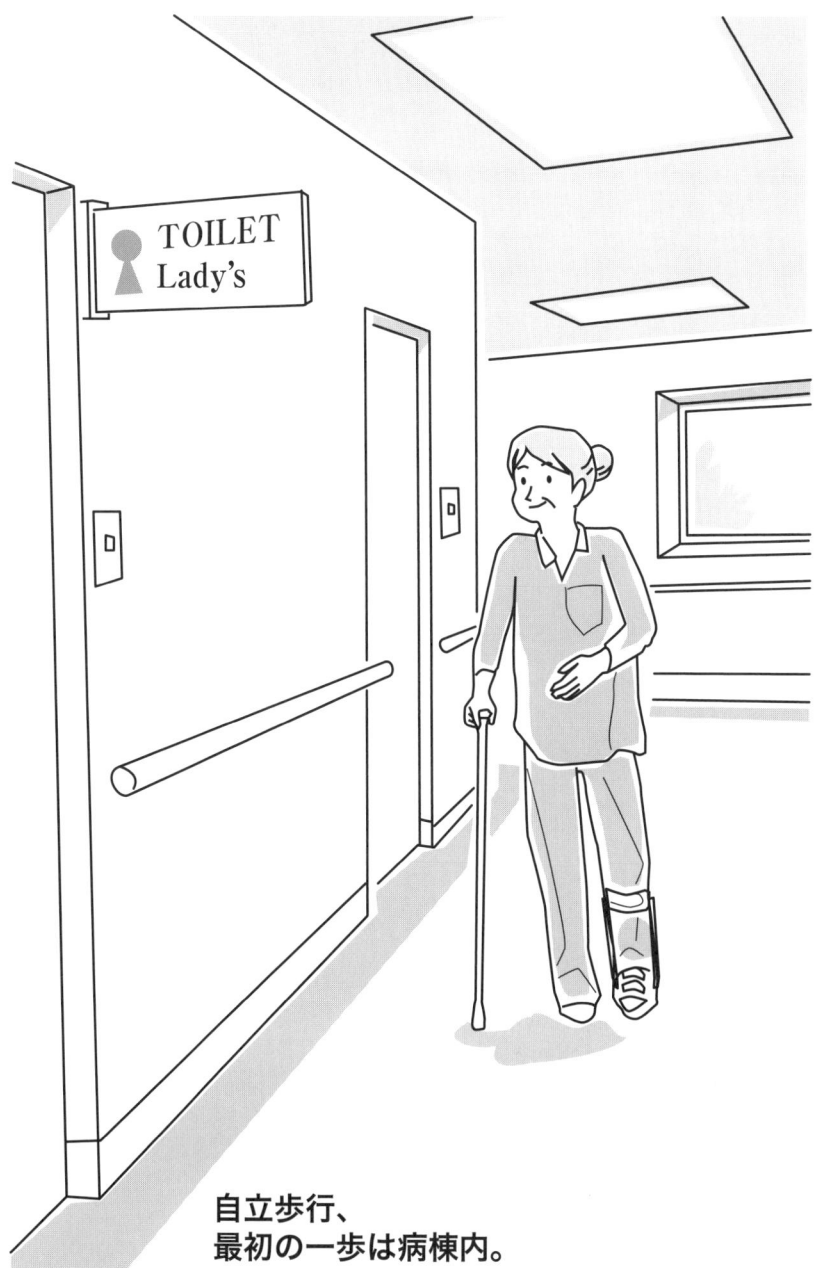

自立歩行、
最初の一歩は病棟内。

BOOK 2
F&S を使ってみませんか

本書でお勧めするF&S（聞き慣れないものだとは思いますが、追って詳しく説明しますので、ここでは読み流してください）と名づけた判断指標について、その実施方法や注意点などをご紹介します。

> Subset of Functional
> Balance Scale:
> S-FBS

　判断指標を検討していくうえでの前提条件も確認できました。さあ、それでは、実際のテストバッテリーをご紹介しましょう。

　それは"Subset of Functional Balance Scale & 'Stops Walking When Talking' test"です。

　「なんだぁ、えらく長い名前だな」と思った人、いますね。ご心配なく。普段はグッと短くして"F&S"と呼んでいます。

　このF&Sは、名前から想像がつくかとも思いますがFとSに相当する2つのテストを行って、その結果を統合的に判定するものです。1つ目のテストは、Functional Balance Scaleを利用しました。ただし、その使用方法に、ちょっとした工夫をこらしています。そして、2つ目は"Stops Walking When Talking" testです。このテストについても効果的な判定ができるように実施条件について事前検討を行いました。では、その中身について具体的な説明に入っていくことにしましょう。

Subset of Functional Balance Scale：S-FBS

　最初は、F&Sの"F"に相当するテストについてです。これはFunctional Balance Scale（FBS）をベースにしていますので、まずは、その原法であるFBSについて少しばかり触れることにします。

FBSはこんなテストです

　それではFBSについて、簡単に解説することにしましょう。このテストは高齢者のバランス能力を評価するための指標として開発されました。開発者の名前からBerg Balance Scale（BBS）とも呼ばれています[4]。Bergさん、カナダの理学療法士だそうです。

　日常生活動作に関連した14項目の動作課題を行って、その安全性、所要時間、距離の要素から「自立または容易に課題の遂行が可能」から

BOOK 2
F&S を使ってみませんか

「動作遂行不能」までの 5 段階（4〜0 点、計 56 点満点）で判定します。得点により、座位や立位での姿勢保持機能や、動作時のバランス能力の評価が可能[5]とされています。FBS については、近年、多くの検証報告があり、歩行能力との関連についても検討されています。私たちが行った自立歩行開始の判断に関するアンケートで、テストバッテリーとしての利用頻度が最も高かったのも、この FBS でした[1]。

FBS の「ここがもうひとつかな」と思われるところ

近年、評価の高い FBS ですが「ここがもう少しなんだよなぁ…」と、次のような指摘もされています。まず、全 14 項目を行うと、要領よく行っても 15〜20 分程度の時間を要する、という点です。この時間を「長い」ととるか「それほどでもない」と感じるかは人それぞれでしょうし、職場環境によっても異なってくるでしょう。参考までに私は「ちょっと、時間がかかるなあ」と感じていました。ということは、"Simple, Easy & No Cost" という本書のコンセプトに沿わないものになってしまいます。

また、それぞれのテスト項目の難易度には、かなりの差があることも指摘されています[6,7]。14 項目のなかには、比較的容易な「座位保持」から、「段差踏み換え」や「片足立ち」といった、かなり難しい項目まで含まれています。FBS を自立歩行能力の判断指標としてそのまま利用すると、座位保持に関するテスト項目までが含まれることになります。

「う〜ん、これはちょっと、どうだろう…。本当に、ここまで必要なのかな？」と感じてしまいます。また、これとは逆に、片足立ちができなければ自立歩行は無理だ、ともいえないでしょう。

こうした点について検討し、検証作業を進めていくなかで形作られていったのが、これから紹介する F&S の "F" に相当するテストです。開発過程の詳細については BOOK 3 をご覧いただくとして、この BOOK 2 では FBS をどのようなかたちで活用することにしたのか、という実

F&Sは、いかがですか？

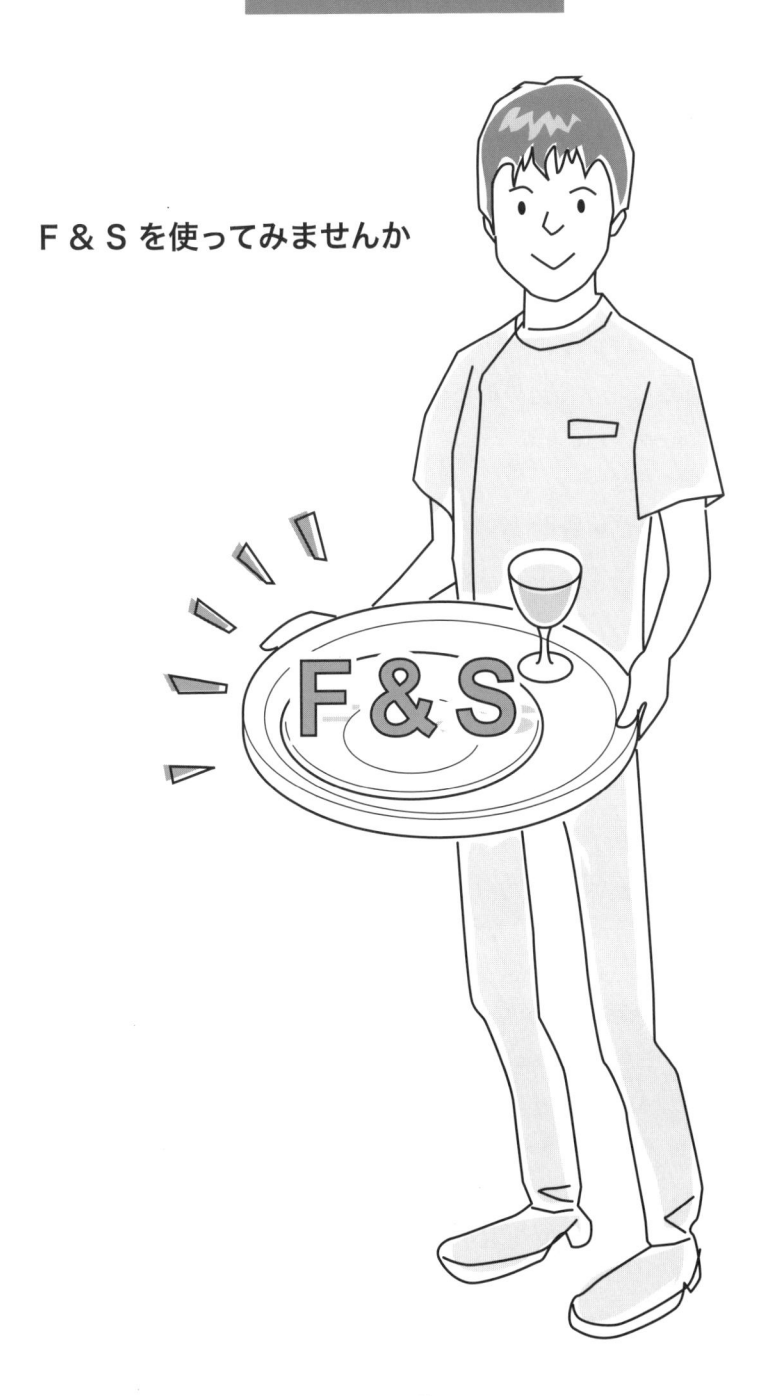

F＆Sを使ってみませんか

践的な面について述べることにします。

"F" はこうして生まれました

　数多くある FBS の検証報告のなかに、慢性期脳卒中患者の歩行能力と FBS 下位項目との関連について検討したものがありました[6]。その論文では、次のような指摘がされていました。それは、
① 歩行能力を規定する要因としては、「立位保持」「移乗」「前方リーチ」「360°回転」の 4 項目の影響が強い、
② たとえ歩行能力が良好であっても、必ずしもすべての下位項目が満点に近いわけではない、
③ それぞれの下位項目には、歩行能力を反映すると考えられる境界点が存在している、
というものです。

　これらは、私にとってたいへん、興味深いものでした。なぜなら、この 4 項目を効果的に活用することができれば "Simple, Easy & No Cost" な判断指標を構築できるのではないか、と感じさせるものがあったのです。

　そこで、複数の施設に協力をお願いして検証作業に取り組み、FBS をより実践的な形で活用できる方法を導き出せないかと検討を繰り返しました。そして、試行錯誤の末、これまでとはちょっと異なる視点でFBS を臨床に活用する方法にたどり着きました。それが F&S の "F" につながったのです。その要点は以下のようなものです。
① **実施項目**：「立位保持」「移乗」「前方リーチ」「360°回転」の 4 つの下位項目のみを実施する→全 14 項目を行わなくてもよい。
② **判定方法**：4～0 点の 5 段階ではなく、各テスト項目に設定された境界点に達したか否かで判定する→ただし、判定方法は FBS 原法に沿う。
③ **最終結果**：4 項目の合計点ではなく、境界点に到達した項目数（4 項

テストバッテリーは
立位保持・移乗・
前方リーチ・360°回転

Functional Balance Scale : FBS

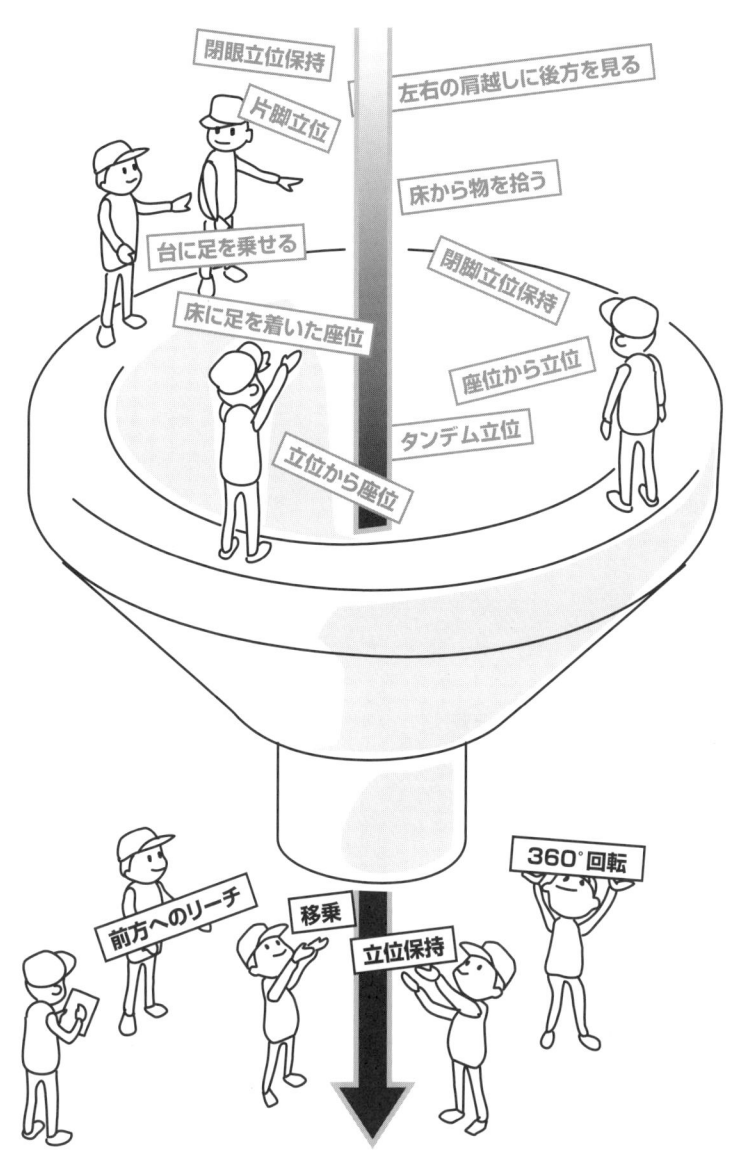

- 閉眼立位保持
- 片脚立位
- 左右の肩越しに後方を見る
- 床から物を拾う
- 台に足を乗せる
- 閉脚立位保持
- 床に足を着いた座位
- 座位から立位
- タンデム立位
- 立位から座位

Subset of Functional Balance Scale : S-FBS

- 前方へのリーチ
- 移乗
- 立位保持
- 360°回転

目のうち何項目が到達したか）をテスト結果とする→最終結果は、4項目から0項目の5段階判定となる。

「うん？　何だ、これは」と感じられた方も多いことでしょう。この内容をまとめると、本書でお勧めする評価チャート（❶）へとつながります。そちらを見ていただくほうがわかりやすいと思いますので、一度、27ページを見てください。

「あ〜、こういうことなのか」と、納得してもらえたでしょうか。もっとも、下方の部分はこれから説明する"Stops Walking When Talking" test についてのものですから、そこの部分は差し当たり見なかったことにしておいてください。

この4つの下位項目は、これからたびたび、登場することになるのですが、何か適当な呼び名がないと不便です。そこで、FBSの下位項目の一部をまとめたという意味から、Subset of Functional Balance Scale、略して"S-FBS"と呼ぶことにしましょう。

S-FBSの実施方法

このBOOK 2では、とりあえずF&Sの全体像を理解していただき、臨床に「使える」ことを目標としています。そこで、少々、気が早いかもしれませんが、S-FBSの実施方法について説明したいと思います。「ちょっと待ってよ。S-FBSって、どんなものなのか、もう少しわかってからでないと不安で使えないよ」と思われる方は、繰り返しになりますが、BOOK 3のほうを一度、ご覧ください。

さて、S-FBSはあくまでFBSの下位項目を使用するものです。ですから、すでに臨床のなかでFBSを活用されている方には、以下の説明は不要かもしれません。その場合には、判定方法の項（p. 33）へ進んでいただいて結構です。もちろん、復習の意味で「念のために」と目を通していただいても、一向に構いません。「あれっ、そうなんだ」という気づきがあるかもしれませんからね。

自立歩行開始判定チャート
F&S

❶

自立歩行開始判定チャート：F&S

Subset of Functional Balance Scale (S-FBS)：装具は使用してもよいが、杖は用いない。

1. 立位保持	4	安全に2分間立位保持が可能
	3	見守り下で2分間立位保持が可能
「何もつかまらずに2分間立ったまま	2	30秒間立位保持が可能
までいてください」	1	数回の施行で30秒間の立位保持が可能
	0	介助なしには30秒間の立位保持不能
2. 椅子から別の椅子への移乗	4	ほとんど上肢を用いずに、安全に移乗が可能
「こちらの椅子へ乗り移ってください」	3	上肢を用いれば、安全に移乗が可能
	2	言語指示、あるいは見守り下で移乗が可能
	1	移乗に介助者1名が必要
	0	安全確保のため2名の介助者が必要
3. 上肢前方リーチ	4	25.0 cm以上前方リーチ可能
「片腕（非麻痺側）を水平に挙げて、	3	12.5 cm以上前方リーチ可能
前のほうに指を伸ばしてください。	2	5.0 cm以上前方リーチ可能
定規の方向にさらに手を伸ばしてください」	1	手を伸ばせるが見守りが必要
	0	転倒を防ぐため介助が必要
4. 360°回転	4	4秒以内に両方向に回転可能
	3	一側のみ4秒以内で安全に可能
「その場で一回転してください」	2	360°回転が可能だが4秒以上かかる
いったん止まってから	1	近位見守り、または言語指示が必要
「次は、反対回りでお願いします」	0	転倒を防ぐための介助が必要

"Stops Walking When Talking" test (SWWT)：装具・杖ともに使用してよい。

1. 食事内容：「今日の朝食（昼食）は何でしたか？」	3	歩行継続（どちらの返答時にも）
2. 服薬状況：「今はどんな薬を飲んでいますか？」or「今は何種類の薬を飲んでいますか？」	2	返答せずに歩行を継続
	1	歩行停止あり

		SWWT	
		歩行継続	歩行停止
S-FBS中の**境界点**到達項目数	4項目	**歩行自立**	**歩行自立**
↓	3項目	**歩行自立**	要見守り
▨の部分に該当	2項目	要見守り	要見守り
	1項目	要見守り	要見守り
	0項目	要見守り	要見守り

S-FBS&SWWTの結果から判定

BOOK 2
F&S を使ってみませんか

1. 立位保持
「何もつかまらずに 2 分間立ったままでいてください」

何もつかまらない状態で 2 分間、立位保持を行います。閉脚は求めなくて結構です。

2. 椅子から別の椅子への移乗
「こちらの椅子へ乗り移ってください」

肘掛けつき椅子（または、車椅子）と肘掛けなし椅子（または、ベッド）間で移乗を行います。最初は、肘掛け部分で支えながら移ります。引き続いて、上肢支持を行わずに元の椅子へ戻ります。なお、椅子の配置は向かい合わせとし、1 m 程度、離してください。車椅子とベッドを利用される場合などで、斜めに配置されることがあるようですが、正対ですので念のため。この配置だけ、ちょっと、気をつけてください。

3. 上肢前方リーチ
「片腕（非麻痺側）を水平に挙げて、前のほうに指を伸ばしてください。（検査者は指先に定規を当てる）そのまま前へ、定規の方向にさらに手を伸ばしてください」

踵部を 10～15 cm くらい開いた立位姿勢をとります。非麻痺側上肢を伸展した状態で、肩 90°屈曲位にして手指を伸展します。その状態で検査者は指先に定規を水平に保持します。この定規に触れることなく、できるだけ前方へと指先を伸ばしてもらい、開始位置からの移動距離を測定します。このとき、足の位置がずれたり、踵が浮かないように注意してください。

4. 360°回転
「その場で一回転してください」いったん止まってから「次は反対回りでお願いします」

このテストは転倒の危険性が高いため、十分、注意してください。動作時間を測定するため、ついタイマーに目がいってしまいがちですが、くれぐれも患者さんから目を離さないようにしましょう。回転順は、左右どちらからでも結構です。

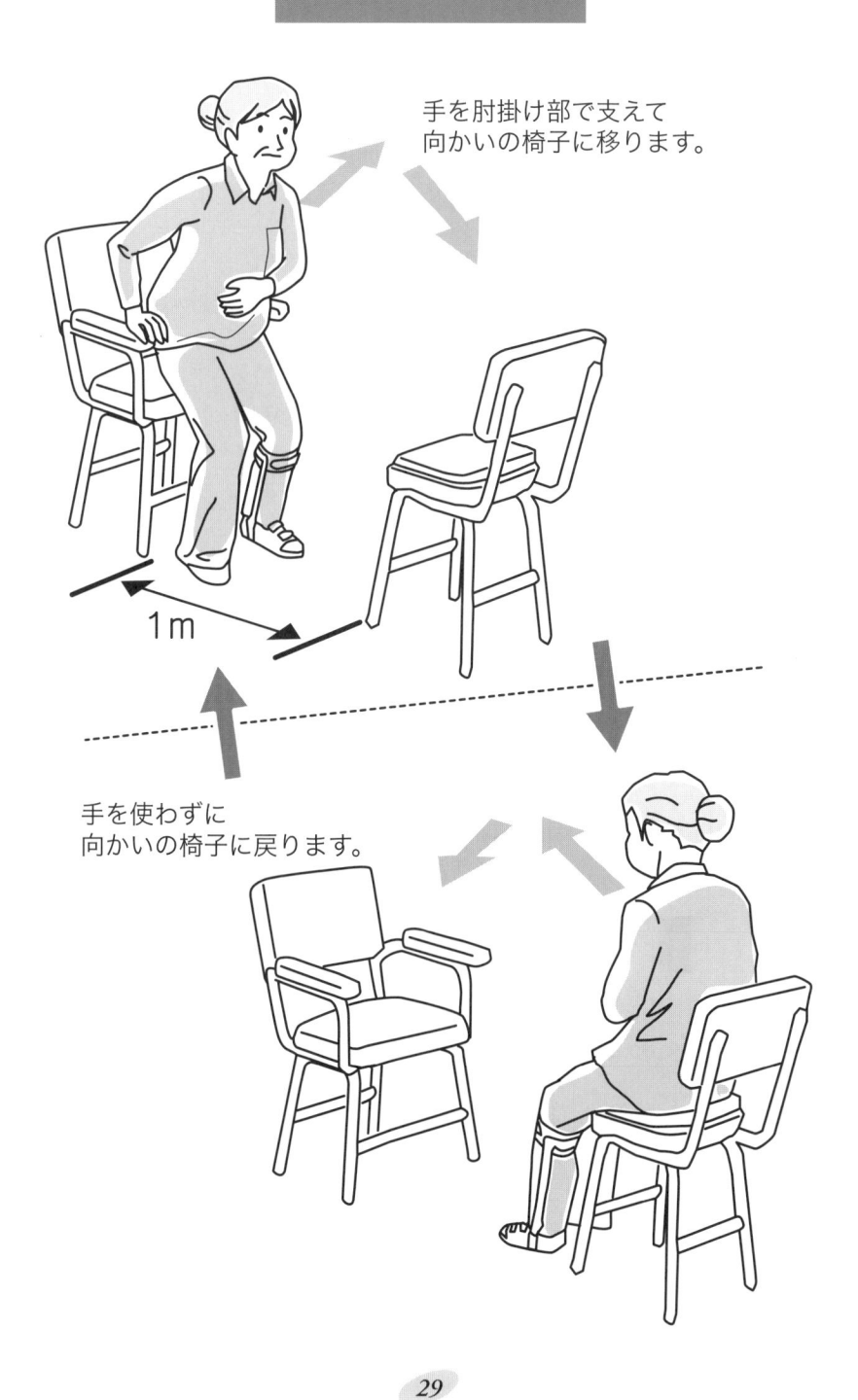

肘掛け付きの椅子から肘掛けのない椅子への移乗

手を肘掛け部で支えて向かいの椅子に移ります。

1m

手を使わずに向かいの椅子に戻ります。

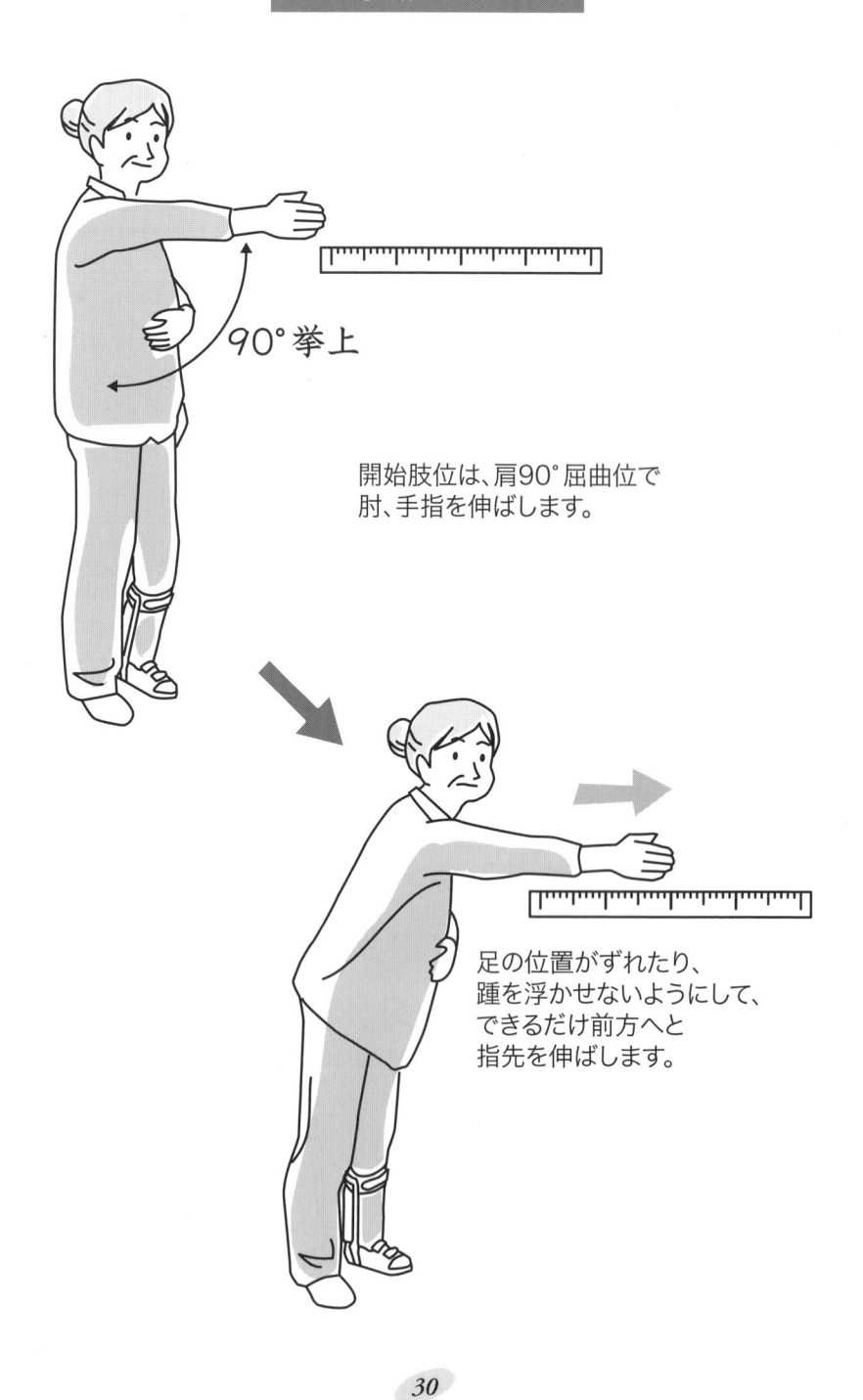

上肢前方リーチ
できるだけ遠くへ手を伸ばします

90°挙上

開始肢位は、肩90°屈曲位で肘、手指を伸ばします。

足の位置がずれたり、踵を浮かせないようにして、できるだけ前方へと指先を伸ばします。

360°回転
その場で一回転，続いて反対方向へも一回転

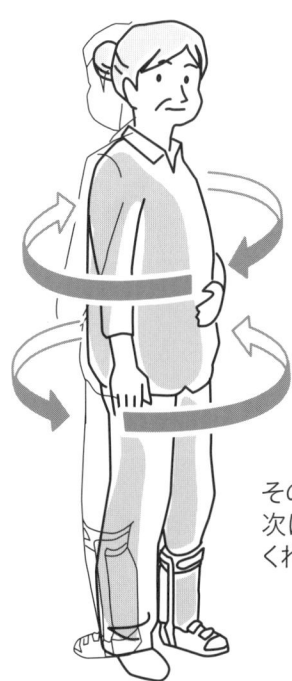

その場でグルっと360°回転します。
次に、反対方向に同じように回ります。
くれぐれも転倒には、ご注意を！

S-FBS 実施時には、
杖の使用は不可、
装具の装着は可

S-FBSを実施するときには・・・

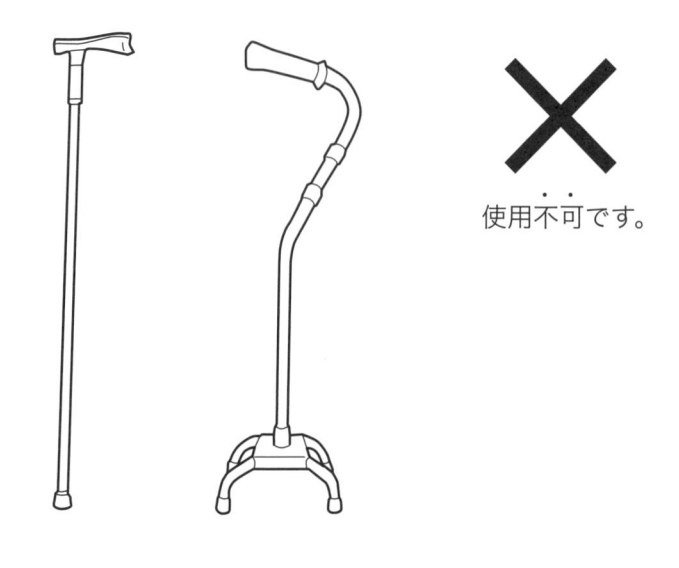

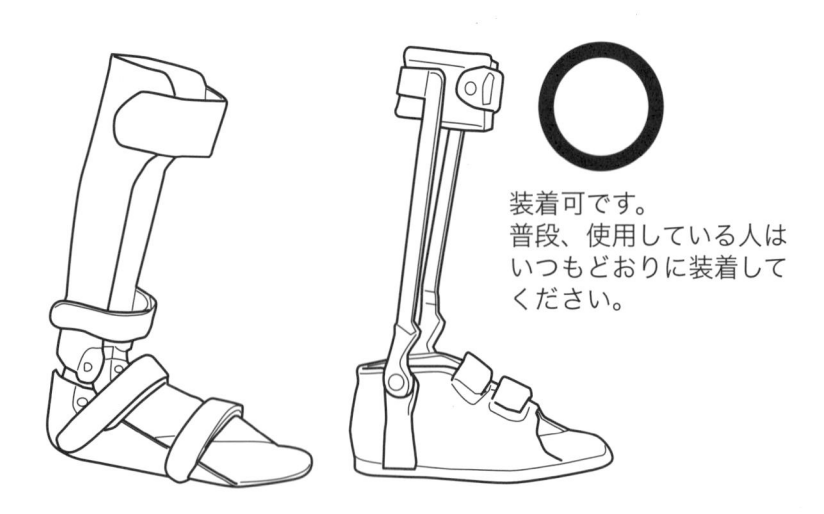

使用不可です。

装着可です。
普段、使用している人は
いつもどおりに装着して
ください。

> "Stops Walking When Talking"
> test：SWWT

　4項目とも、杖などの歩行補助具は使用しません。ただし、装具の装着は、いつも通りにしてテストを行ってください。普段の活動時と同じ状況でバランス能力を評価するわけです。

S-FBS の判定方法

　それぞれのテスト項目は4～0点の5段階で、評価チャート（❶）に示されている基準に沿って判定してください。これは FBS 原法に基づいています。

　S-FBS としてのユニークさは、ここから発揮されてきます。それぞれの項目については、先行研究[6]を基に境界点というものを定めています。すわなち、①支持なし立位保持：4点、②椅子から椅子への移乗：3点、③上肢前方リーチ：3点、④360°回転：2点、がそれぞれのテスト項目の境界点です。この点数以上であれば「境界点に到達」と判定するわけです。たとえば、360°回転であれば2点以上の場合、境界点に到達したことになります。

　こうした境界点への到達項目数が、4項目中、何項目あるのかによって S-FBS としての最終結果を出すわけです。当然のことながら、この最終結果は「4項目」から「0項目」の5段階となります。この結果と、次項に記載している SWWT の結果とを併せ、F&S として最終的な判定を下すことになるのです。

　ここまでは S-FBS について説明してきました。F&S としては、前半戦終了といったところです。それでは、引き続いて後半戦に進むことにしましょう。

"Stops Walking When Talking" test：SWWT

　読者の皆さんのなかにも FBS を利用されている方は、比較的、多い

のではないでしょうか。そういった方であれば、S-FBS を採り入れることには特段の苦労もないはずです。むしろ、実施項目数が少ない分、FBS 原法よりも簡単に実施できるはずですし、あとは、境界点による判定を導入すればいいだけですから。もちろん、これまで FBS をあまり利用されていなかった方も心配はいりません。説明文にサッと目を通していただいたら、評価チャートを手にして、まずは実際に一度、試してみてください。そうすれば「あ〜、こんな感じね」と、すぐに理解していただけるものと思います。

この S-FBS に対して、これから説明する "Stops Walking When Talking" test のほうは、馴染みのない方が多いのではないでしょうか。ですが、こちらも "Simple, Easy & No Cost" なものですから、ご心配なく。ところで、"Stops Walking When Talking" test、これも長い名前ですよね。これからは "SWWT" と呼ぶことにします。今更、いうまでもないことかもしれませんが、F&S の "S" は "S"WWT に由来しています。

さあ、それでは、その中身を見ていくことにしましょう。

SWWT[8]

読者の皆さんにとって、あまり馴染みのないものであろう SWWT について、説明していきたいと思います。もともと SWWT は、高齢者の転倒を予測する方法として開発されました。その概要はこんな感じです。まず、歩行中の対象者（本書では片麻痺者ですね）に対して、検査者が何らかの返答を求めるような声かけをします。そして、その返答時に対象者がどのような反応をするかを観察します。つまり、歩行を継続したまま＝歩きながら返答するのか、それとも、立ち止まって返答するのか、その反応の仕方で判定をするわけです。

「何だ、それ…」と思った人、いますよね。ではなぜ、ここに SWWT が登場してきたのか、その経緯を説明することにしましょう。

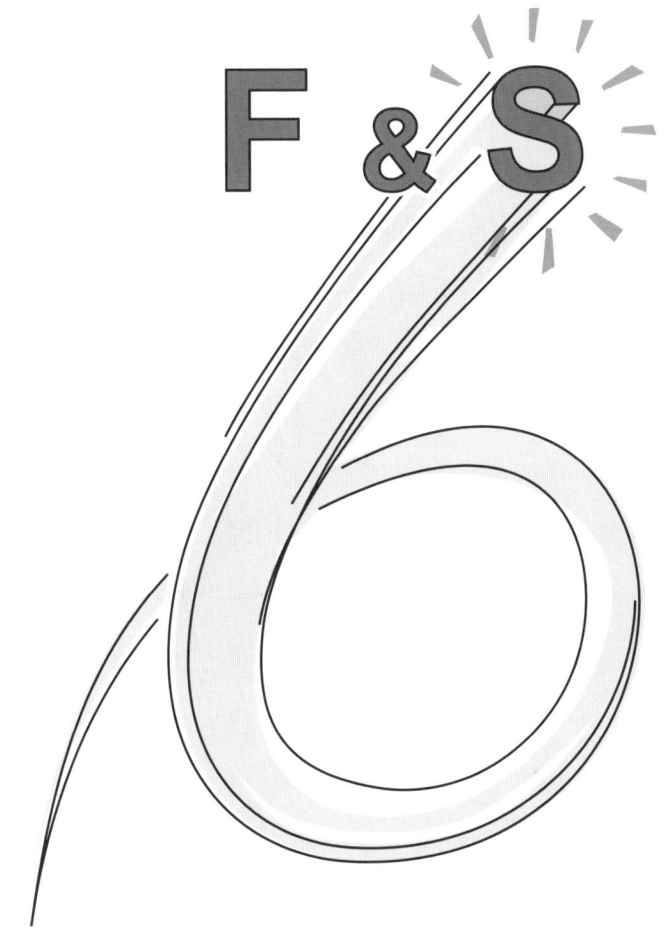

F&Sの"S"は"S"WWT
に由来しています

F & S

6

"Stop Walking When Talking" test

声かけに対する反応は…
歩きながら答える？
立ち止まって答える？

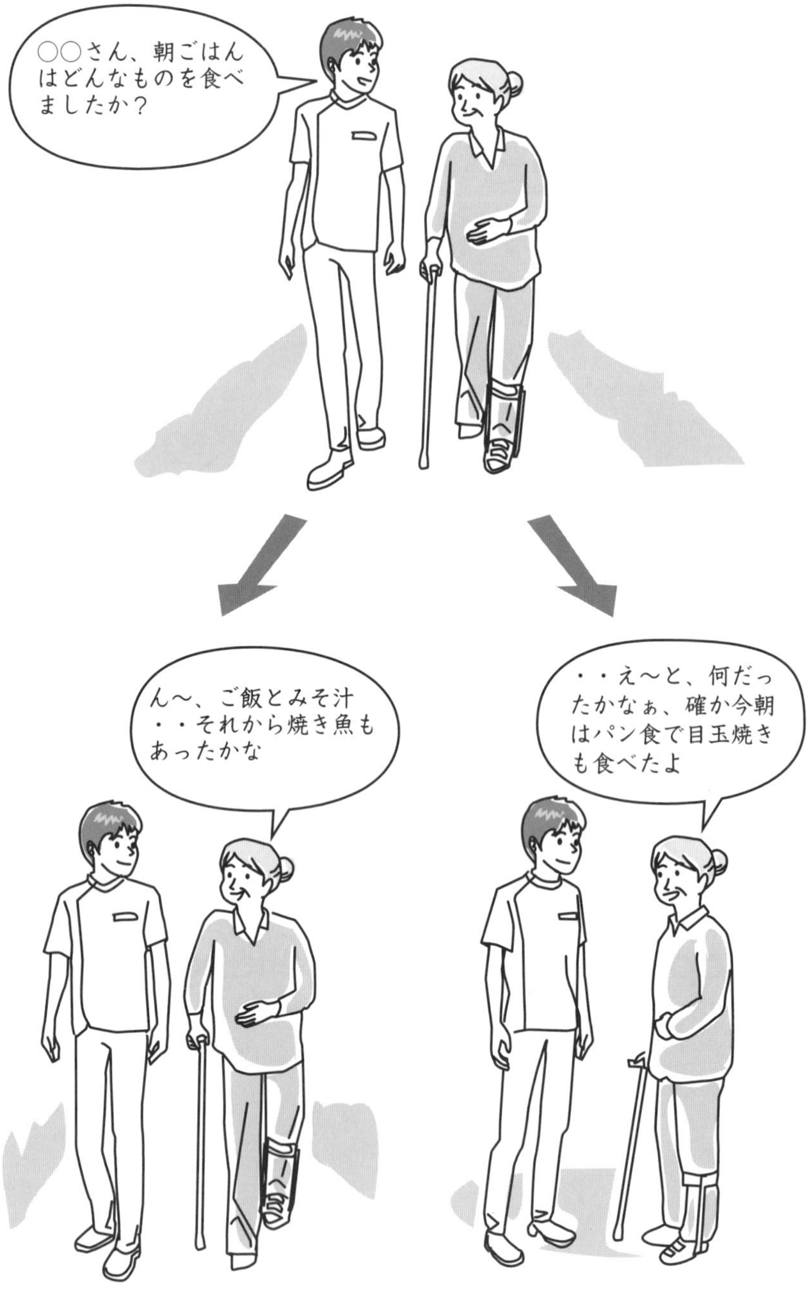

歩行の自立度の低下を
"Simple, Easy & No Cost"
な方法で見極めるには？

「なんだか、危ないんだよね」の指標として

　運動麻痺がきわめて軽く、運動機能にほとんど問題がないような状態であれば別ですが、そうでない場合、自立歩行を検討する時期には、こんな思いが浮かんでくることも多いのではないでしょうか。「バランスも良くなって歩行も安定してきたんだけど、ひとりで歩いてもらうには、ちょっと不安なんだよなぁ」と。臨床場面を観察するなかで生まれてくる不安、こうした直感的な判断を、何らかの臨床指標に転換することができないものだろうか、と考え続けてきました。実際、臨床現場の方に対するアンケートでも「明確な指標を使っているわけではないけれども、自立歩行の開始を判断する際には、高次脳機能障害を重視している」という意見が多く寄せられていました[1]。

　自立歩行を行うために必要な認知機能としては、特に注意機能を指摘するものが多くあります。注意障害のある患者さんでは「歩く」ことと「周囲に注意を払う」ことの並列処理が困難となり、安全への配慮が不十分になりがちです。その結果、歩行の自立度が低下する[9]とされています。自立歩行に大きく影響を与える注意障害を "Simple, Easy & No Cost" な方法で、何とか把握できないものでしょうか。

　そこで、いろいろと検討してみました。しかし、注意障害に対する評価指標として提示されているものは、いずれも机上の検査ばかりでした。なかなか適当なものが見当たりません。求めているものは「歩行時」の注意機能を評価する指標です。やはり、実際に歩行をしている状態で検査できるに越したことはないはずですから。

　そうしたなかで注目したのが dual task paradigm に基づいた歩行時の二重課題でした。ですが、ここでも話は、そう簡単には進みませんでした。二重課題に関する研究は、いずれも二重課題による歩行への影響については触れています。しかし、臨床場面で使えるような指標を提

示したものが見当たらないのです。けれども、私たちのいるフィールドは臨床現場というライブな場面です。臨床に生かせなければ意味がありません。しかも、"Simple, Easy & No Cost" な方法で…。

ライブな現場に SWWT

「困ったな、どうしたものだろうか…」と頭を悩ませていたときに目にとまったもの、それが SWWT でした。まさに、"Simple, Easy & No Cost" を体現したような方法です。その名前が示すとおり「話す時に（when talking）立ち止まる（stops walking）」かどうか、を見るというテストです。でも、あまりにシンプル過ぎて、正直「本当に、これで何かわかるの？」と、頭のなかには疑問符が…。

いろいろ調べてみると、このテストに対する評価は必ずしも一定していないということがわかりました。その原因は、テスト施行時の条件が、ばらついていることに起因しているようでした。情報も少なかったので、開発者の Lundin-Olsson さんにも直接、連絡を取り、実施条件の確認もしました。当時、私は県立広島大学大学院に在籍し、清水ミシェル・アイズマン先生のご指導のもとに、この一連の研究を行っていました。先生の「じゃあ、ご本人に連絡してみましょう」というきわめて日常的な雰囲気の対応に「…えっ、はぁ、そうですね」と、少々、戸惑いつつも E-mail を打ち込んでおられる先生の指先を見ていたことを懐かしく思い返します。数日後には返信があり、おかげでテスト内容を、より詳しく知ることができたのでした。ミシェル先生、ありがとうございました。閑話休題…

そして、S-FBS と同様、こちらも多くの方々に協力を求め、複数の施設で検証作業を行いました。すると、とても興味深い結果が得られたのです。それは、歩行時の声かけ、つまり、求める返答内容によって、SWWT での歩行停止状況が異なっていたのでした。歩行という運動課題の遂行時に、二重課題としての認知課題を付加する場合には、エピソード記憶（Column「記憶（memory）」; p. 58）に関する質問が有

> SWWT は簡単なテストですが
> 要点は把握しておきましょう

効である、ということがわかりました。これにより「歩きながら、周囲に注意する」「周りの状況を把握しながら、歩く」という「ながら力」を把握する方法に目処がついたのです。なお、検証作業の詳細については、ここでは割愛していますので、S-FBS と同様、BOOK 3 のほうをご覧ください。

SWWT の実施方法

さあ、やっと歩行時の認知機能面の把握に目処がつきました。それでは SWWT の実施方法について、具体的な説明に入りましょう。このテストは簡単なテストなのですが、要点を把握しておかないと判定にズレを生じる恐れがあります。一度、説明に目を通していただくと、すぐに理解できると思いますので、テスト場面をイメージしながらご覧ください（❷）。

まずは、全体的な注意点です。

- 対象者には「立ち止まるかどうかを観察する」ということは告げずに、自然な雰囲気のなかで声をかけます。さり気なく話しかけてください。
- 普段、使用している装具があれば装着します。杖などの歩行補助具も使用してもらって結構です。S-FBS では、装具は装着しましたが、杖などは使用しませんでした。2つのテストは、この点（歩行補助具の使用・非使用）で条件設定が違っています。お気をつけください。
- 歩行スピードは、対象者の楽なペースで歩いてもらいます。決して、急がせることのないように気をつけましょう。

次に、具体的な検査方法です。

- 検査者は、対象者の速さに合わせて並んで歩き、横から声をかけます。検査者が対象者の前方を歩いて、歩行のペースを作らないようにしてください。
- 声かけは、歩行を開始して2m以上、進んでからとします。また、

BOOK 2
F&Sを使ってみませんか

❷

> ### "Stops Walking When Talking" test（SWWT）の実施方法
>
> #### 1. 検査にあたって
> - 対象者には「立ち止まるかどうかを観察する」ということは告げずに、自然な雰囲気で声かけを行う
> - 普段使用している装具や歩行補助具を使って、自分の楽なペースで歩いてもらう。決して急がせない
>
> #### 2. 具体的な検査方法
> - 検査者は対象者の速さに合わせて並んで歩き、横から声をかける。声かけは歩き始めて2m以上進んでからとする。また、周囲に対象者の注意を引く人や物がないかを確認してから声をかける
> - 声かけにより対象者が立ち止まったら、検査者も立ち止まる
> - 対象者が立ち止まったら、その原因が自分の声かけではなく周囲の人や物ではないかを確認する。もし、そうしたものが立ち止まりの原因として疑われたら、さらに歩行を継続して声かけを繰り返す
>
> #### 3. 判定基準
> - 判定は「歩行継続」か「歩行停止」であり、返答内容の正誤は問わない
> - まったく返答せずに歩行を継続した場合には、二重課題の遂行不可と判断し「歩行停止」として扱う
>
> （Lundin-Olsson L, et al. Lancet 1997; 349: 617[8]）を一部改変）

周囲に対象者の注意を引く人や、気を引く物がないことを確認してから声をかけてください。

- 声かけ時の質問内容は、①食事内容：「今日の朝食/昼食は何を食べましたか？」と、②服薬状況：「今はどんな薬を飲んでいますか？」または「今は何種類の薬を飲んでいますか？」です。質問は2種類とも行ってください。
- 声かけにより対象者が立ち止まったら、検査者も立ち止まってくださ

SWWT は普段どおりの歩行をしてもらって実施します

SWWTは、普段と同じ状態で歩行しながら行います。

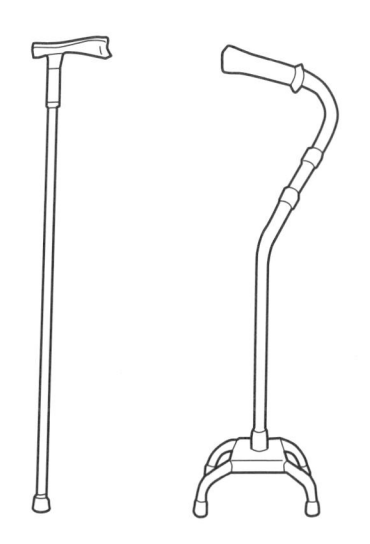

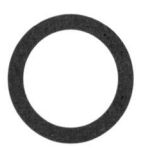

いつもどおりに使用します。
注：S-FBSとは異なりますので気をつけてください。

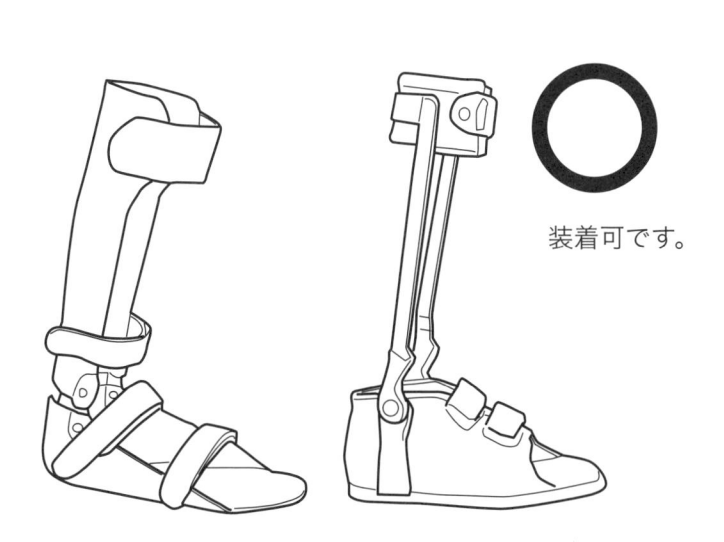

装着可です。

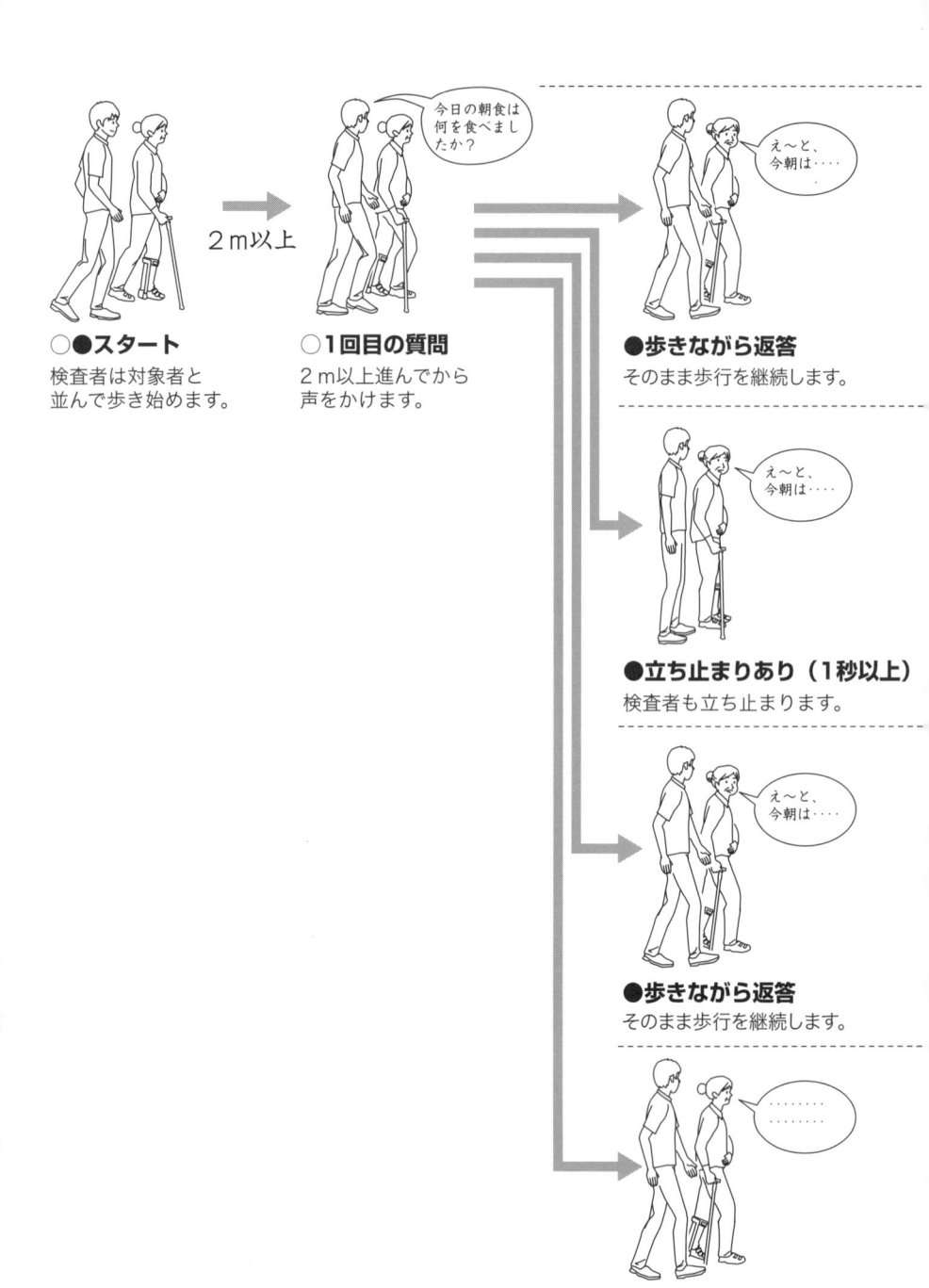

○ ●スタート
検査者は対象者と並んで歩き始めます。

2 m以上

○ 1回目の質問
2 m以上進んでから声をかけます。

「今日の朝食は何を食べましたか？」

● 歩きながら返答
そのまま歩行を継続します。

「え〜と、今朝は‥‥」

● 立ち止まりあり（1秒以上）
検査者も立ち止まります。

「え〜と、今朝は‥‥」

● 歩きながら返答
そのまま歩行を継続します。

「え〜と、今朝は‥‥」

● 返答せずに歩行継続

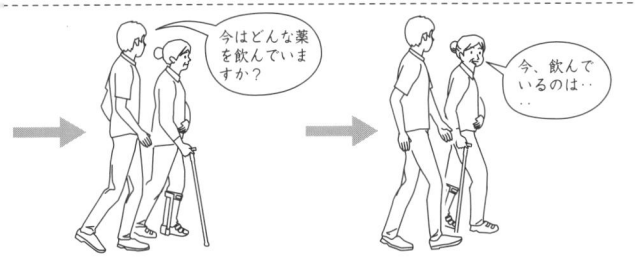

○**2回目の質問** 再度声かけを行います。	●**歩きながら返答** 2つの質問をクリアしました。	1回目、2回目ともに歩きながら返答できた場合 ↓ **「歩行継続」と判定**

声かけ以外の原因はないか、周囲を確認します。

1回目の声かけで立ち止まった場合

↓

「歩行停止」と判定

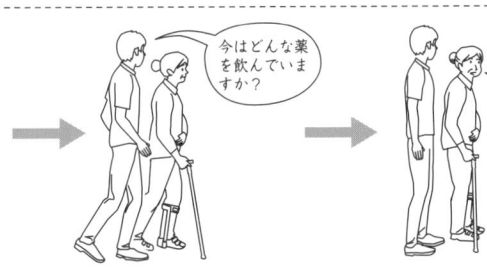

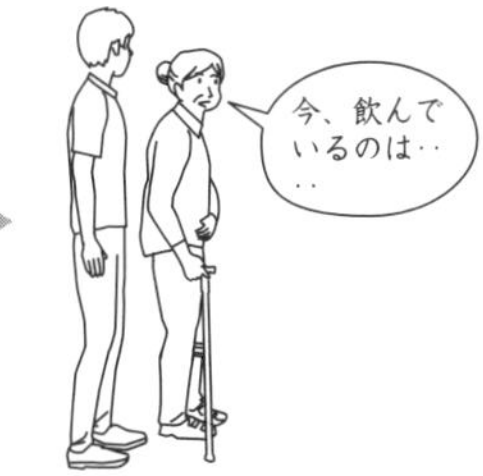

○**2回目の質問** 再度声かけを行います。	●**立ち止まりあり（1秒以上）** 検査者も立ち止まります。	声かけ以外の原因はないか、周囲を確認します。 2回目の声かけで立ち止まった場合 ↓ **「歩行停止」と判定**

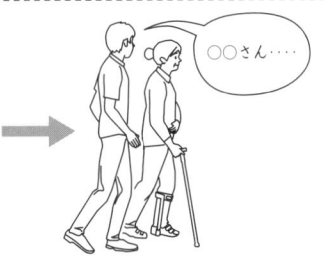

検査者の声かけが聞こえていなかった可能性がないかを確認してください。
（名前を呼ぶ、など）

返答することなく歩行した場合

↓

「歩行停止」と判定

注：歩行そのものは継続ですが「歩行」と「返答」という2つの課題を同時遂行できていません。

い。その際、立ち止まりの原因が、自分の声かけではなく、周囲の人や物ではないかを確認します。もし、そうしたものが立ち止まりの原因として疑われたら、さらに歩行を継続して声かけを繰り返してください。その場合には、上記の質問以外でも、エピソード記憶に基づくものであれば構いません。

SWWTの判定方法

- SWWTの判定は「歩行継続」か「歩行停止」です。返答内容の正誤を問うものではありません。
- 「歩行継続」という判定は、2つの質問のどちらに対しても歩行を継続して返答した場合です。どちらか一方でも立ち止まった場合には「歩行停止」と判定します。
- まれに、まったく返答をしないで歩き続けてしまう場合があるかもしれません。そうした状況は、二重課題の遂行ができていないわけですから「歩行停止」と同様の扱いになります。ただし、声かけが聞こえていない可能性もありますので、その点は注意してください。

F&Sの判定方法

　ここまでS-FBSとSWWTについて説明してきました。どちらのテストも"Simple, Easy & No Cost"というコンセプトに沿ったものに仕上がっていると思いますが、いかがでしょうか。さて、ここからは、これら2つのテストによる統合判定の仕方について解説していきます。

　F&Sは、S-FBSとSWWTの結果を併せて最終判定を行います。評価チャート（❶）の下部を参照してください。縦軸はS-FBSの結果（境界点到達項目数）、横軸はSWWTの結果（歩行継続 or 歩行停止）を表しています。両者のテスト結果が交わる場所を見てください。この部分

> F&Sは望ましいタイミングで
> 適用されないと
> 力を発揮できません

が「歩行自立」か「要見守り」かで、自立歩行の可否を判断するわけです。表を見ていただくとわかるように、自立歩行可能と判定されるのは、以下の3通りの組み合わせです。
① S-FBSの4項目がすべて境界点に到達し、SWWTで歩行を継続できる。
② S-FBSの4項目がすべて境界点に到達し、SWWTでは歩行を停止してしまう。
③ S-FBSの3項目が境界点に到達し、SWWTでは歩行を継続できる。

　S-FBSの3項目が境界点に到達しても、SWWTが歩行停止の場合や、S-FBSの到達項目数が2項目以下の場合には、歩行は非自立と判定されるわけです。

　どうですか、F&S、皆さんの予想よりも、ずっと簡単だったのではないでしょうか。

F&Sを使用する前に…

　モヤモヤ感を払拭したいという思いから生まれたF&Sについて紹介してきました。ここまで目を通していただいて、皆さんはどのような印象をもたれたでしょうか。「ふ〜ん、ちょっと良さそうだな。試しに使ってみてもいいかな」と感じていただいたあなたに、もう少しだけ補足をさせてください。

F&Sは実施するタイミングも大切です

　「この人、まだ、とてもひとりでは歩けそうにないんだけどなぁ…。でも、物は試しだ。F&Sをやってみるか。あらら、（判定基準を）クリアしてるじゃない。じゃ、この状態でも、歩いていいんだ。ふ〜ん、危ないと思ったのになぁ」

このようなシチュエーションは、是非とも避けてください。望ましいタイミングで適用されないと、F&Sはその力を発揮できません。それどころか、不適切な判断をもたらし、思いがけない事故につながる事態も懸念されます。

F&Sを有効に活用できるタイミング、それは、片麻痺患者さんを担当している理学療法士が「そろそろひとりで歩いてもらっても良さそうなんだけど、どうしようかな…」と、ためらいを感じた、まさにその時です。こうした思いが何の根拠もなく浮かんでくることはないはずです。「自立歩行へ進められるんじゃないかな」と感じさせるだけの、何かがあるはずなのです。それは、既存のテストバッテリーを自分なりに解釈した結果かもしれません。過去の経験から得られた経験則という場合もあるでしょう。けれども、その根本に横たわっているのは、臨床場面における理学療法士としての観察眼ではないでしょうか。確かに、こうした観察はあくまで主観的なものです。そのため、これを根拠にした判断では、なかなか他者の理解を得にくい場面も出てくることでしょう。そこで、こうした主観的な要素に基づく根拠をF&Sという臨床指標により可視化するわけです。日々の臨床場面を観察し、自立歩行の開始を検討する段階に至ったと感じた時、その時こそがF&Sを適用するタイミングなのです。

F&Sの適用が難しい場合もあります

片麻痺の人であれば、すべての人にF&Sを適用できるわけではありません。判定基準を求めるために行った一連の研究では、対象となる片麻痺者に一定の条件設定を行いました。多くの付加的要素が重なると、検証自体が困難になると考えたからです。そのため、以下のような場合には、F&Sでの判断は難しいとお考えください。

1. 両側性に片麻痺がある

いわゆる"ダブルヘミ"です。F&S開発時の対象者は、一側性の片

> 「転倒のリスクがまったくない」
> と考えるのは
> 現実的ではありません

麻痺者に限定しました。両側性の片麻痺者は検討対象から除外しており、これに関しての検証はなされていないのです。

2．明らかな失調症状がある

小脳や脳幹の病変により失調症状が前面に出ているような場合には、ダブルヘミと同様、対象から除外しました。失調症状を認めても、それが軽度で歩行障害の主たる原因になっていないようであれば、適用も可能かと考えます。

3．重度の高次脳機能障害や認知症がある

F&S を実施するにあたって、その指示を十分に理解できないようであれば、当然、適用は困難です。高次脳機能障害に関しては、その種類よりも F&S の実施が可能か否か、という点から判断していただくとよいでしょう。

4．難聴など、検査を実施することが困難な状況にある

1〜3 以外にも、難聴のため声かけの内容が聞こえないなど、F&S の実施が困難と判断される場合には、当然のことながらこのテストを適用することはできません。

「自立歩行が可能である＝転倒の可能性はない」ということにはなりません

BOOK 3 でも詳しく述べているのですが、F&S による判定は「転倒ゼロ」を保証するものではないのです。こう書いてしまうと、「な〜んだ、じゃあダメじゃない」と言われる方があります。でも、ちょっと待ってください。転倒は片麻痺の人に限らず、健常者でもみられますよね。若い元気な人は別でしょうけれども、高齢者になると転倒リスクがゼロという保証は、誰に対してもできないのではありませんか。比較的、元気に生活している人でも、思いがけない転倒から大腿骨頸部骨折を受傷してしまった、というようなケースは決して珍しくないはずで

す。「どんな判断指標であっても『転倒のリスクがまったくない』ことを保証しているわけではないんだ」と考えて対応するほうが現実的といえるでしょう。

　けれども、決して転倒対策が意味のないものと考えているわけではありません。一般に転倒の要因は、本人自身に内在する因子（内的要因）と外部環境によるもの（外的要因）に分けられます。内的要因には、筋力低下、バランス障害、高次脳機能障害、認知症、心肺機能低下、視力障害、薬物、足部変形など、多くの要因があげられています。また、外的要因にも多様なものがあり、代表的なものには、暗い照明、滑りやすい床、まくれた絨毯の縁、毛足の長い絨毯、通り道の障害物、物品の不都合な配置、不適当なベッドの高さ、不適当な履物などがあります[10]。

　こうした内的要因と外的要因が複雑にからみあった結果として、転倒を生じるとされています。F&Sはあくまで内的要因を評価するものです。そのため、転倒防止には外的要因にも目を向ける必要があります。生活環境の確認は、非常に大切です。病棟生活での転倒は、ベッドからの立ち上がりや移乗時など、ベッド周囲で多いといわれています。そうした点を考慮すると、ベッドへのアプローチ方法や、ストッパー類の固定状況、床頭台などベッド周囲に置かれる物品の配置状況などは、十分に確認しなければいけません。また、利用機会の多いトイレや洗面所、食堂などへの動線に障害物が存在しないよう注意を払うことも大切です。当然、病棟スタッフに対しては、自立歩行へ移行する旨を連絡するとともに、注意力や活動性の低下をもたらす恐れのある薬剤について、その服用状況を事前にチェックするなど、対象者の状態については十分な情報交換が必要です。こうした対応の下にF&Sを利用すれば、転倒リスクは最小限にできるはずであり、F&Sの有用性も発揮されることでしょう。

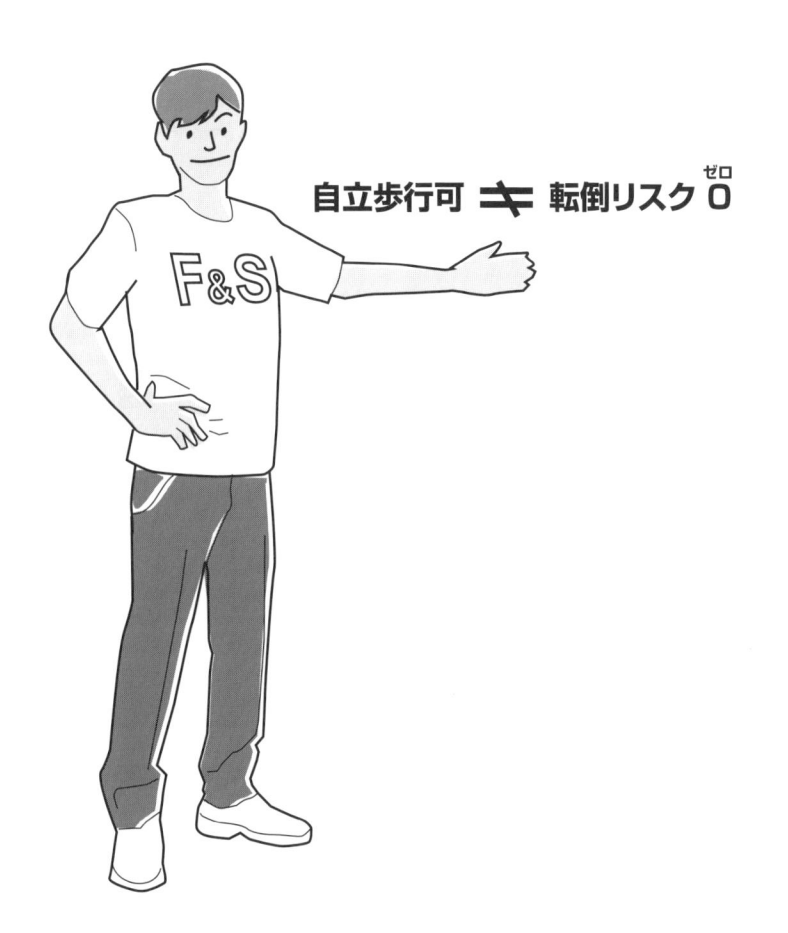

> 「転倒のリスクがまったくない」
> と考えるのは
> 現実的ではありません

自立歩行可 ≠ 転倒リスク 0(ゼロ)

転倒の要因には、本人自身に内在する因子と外部環境の2つがあります

本人に内在するもの（内的要因）

- 筋力低下
- バランス障害
- 高次脳機能障害
- 認知症
- 心肺機能低下
- 視力障害
- 薬物
- 足部変形
- その他

外部環境によるもの（外的要因）

- 暗い照明
- 滑りやすい床
- まくれた絨毯
- 毛足の長い絨毯
- 通り道に置かれた物品
- 不都合な物の配置
- 不適当なベッド高
- 不適当な履物
- その他

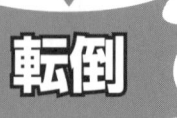

→ 転倒

転倒予測尺度に関する
検証報告に目を
向けてみましょう

転倒予測尺度を通してみた F&S

　ここまでおつき合いいただいたことで、皆さんの頭のなかにはF&Sの全体像がイメージとして膨らみ、具体的な使用方法についても理解していただけたものと思います。そこで、ここら辺りでちょっと立ち止まり「F&Sって、運動機能と認知機能のコラボレーションとかいってるけど、これって実際どうなの」という"？"にお答えすべく、ほかの研究者の報告にも目を向けてみることにしましょう。

　ただし、F&Sを先行研究と比較しようにも「自立歩行の開始基準」という切り口で書かれた報告は見当たりません（このことに関しては、冒頭で述べました）。そこで、若干の違いはあるのですが、転倒予測尺度に関する検証報告に目を向けてみることにします。もちろん、自立歩行者を対象にした転倒予測・転倒予防と、自立歩行の開始を決定するにあたっての転倒リスク把握が同一のものとはいえないでしょう。ですが、ほかに適当なものが見当たらない以上、「転倒防止」という両者の共通点を手がかりにするほかはないと考えます。あしからずご了承ください。

　すでに自立歩行を行っている場合でも、脳卒中片麻痺者の場合には転倒ハイリスク集団とされています。そこで「少しでも転倒リスクを予測できないだろうか」と、複数の評価尺度を比較して、その予測精度を比較検討した研究がありました。

　まずは、Andersson ら[11] の報告です。彼らは、FBS、SWWT、TUG（Timed Up and Go Test）、diffTUG[★1] という4種類の評価指標について、比較を試みています。そして、FBS、SWWT、TUG、いずれも臨床上の指標として有用性があることを確認しました。また、

[★1]：水を入れたコップを手に持って行うTUG。

BOOK 2
F&S を使ってみませんか

FBS と SWWT を併用すれば、より精度が高まることも指摘しています。やはり、転倒予測場面においても、多面的な視点から歩行能力を把握することが大切なようです。この指摘は F&S の在り方と大いに通じるものがあるといえます。

また、日本においても、複数の論文を対象にして、脳卒中患者の転倒予測尺度について検証したものがありました。そこでは陽性尤度比（ゆうどひ）に着目して比較分析を試みています。論文内容に入る前に、少しばかり尤度比（likelihood ratio）について触れることにします。

従来は診断や評価の尺度について、その精度を検討する場合には感度や特異度を用いることが一般的でした。感度（sensitivity）は、疾患をもつ患者で陽性を示す確率を表します。転倒であれば、転倒者のうち事前の検査で陽性を示した人の割合ということになります。これに対し特異度（specificity）は、疾患をもたない人で検査結果が陰性になった人の割合、転倒しなかった人で、事前の予測検査が陰性を示した人の割合です。しかし、感度・特異度だけでは、尺度間の比較検討は困難とされています。そのため、尤度比に着目して、尺度の比較を行うようになってきました。尤度比、あまり聞き慣れない言葉ですよね。

尤度比とは「感度と特異度から計算される検査の検出力（切れ味）を表す指標」[12]と定義されています。転倒しやすさを評価する尺度であれば、同じテスト結果のなかで、転倒があった者とない者の比で、転倒がどの程度生じたかという転倒しやすさ（likelihood）を表すもの、それが尤度比です。

尤度比には陽性尤度比と陰性尤度比があります。そのうち、陽性尤度比[★2]は、ある指標で陽性（この場合は、転倒しやすい）という結果が出

[★2]：陽性尤度比は、次のような計算式で求めることができます。

$$陽性尤度比 = \frac{感度}{1 - 特異度}$$

> 歩行能力の評価は、運動機能だけでなく歩行時の認知機能を評価することで精度が上がります

たときに、対象者の転倒しやすさがどの程度かを数値で示すものです。少々、わかりにくいでしょうか。別な表現をすると「ある事象が起こることを確定するのに、どの程度有効であるか」を示すもの、ともいえます。この陽性尤度比が 10 以上の値であれば、その尺度は「切れ味が鋭い」とされます[13, 14]。つまり、転倒の発生を有効に予測できるといえるわけです。

　さて、本論に戻りましょう。井上ら（注：私と同姓ですが、まったく別の方ですので…）[14] は、脳卒中患者のみを対象とする国内・外の前向き研究で、感度と特異度が明記された原著論文 7 編を対象に、転倒予測尺度について陽性尤度比による精度の分析を行っています。陽性尤度比が 5 以上を示し、転倒予測精度が一定の基準に達した尺度として 5 種類（FBS, Step test, SWWT, FBS＋SWWT, Stroke Impact Scale-16）のものを確認しています。そのなかでも、FBS と SWWT の組み合わせは、陽性尤度比が 10.6 と最高値を示しており、最も高い予測精度をもっていることが示唆された、と報告しています。奇しくもその尺度とは、前述の Andersson らによる報告を指していました。

　やはり、歩行能力の評価は、運動機能だけに目を向けていたのでは不十分なようです。歩行時の認知機能面を評価することにより、転倒の予測精度は上がっていました。すでに自立歩行を行っている人での転倒予測と、これから自立歩行を開始しようとする際の判定基準では、厳密には異なる面もあるでしょう。ですが、歩行能力を把握するという面においては、その見方に通じる点も多いはずです。ましてや、FBS と SWWT は F&S の原点ともいえるものですから。う〜ん、心強い味方が見つかったような感じです。

BOOK 2
F&S を使ってみませんか

F&S を歩行練習に生かしてみませんか

　人の活動は常にマルチタスク（multi-tasking）であり、複数の課題を同時にこなしています。並列処理を基本とした「ながら族」的な対応です。最近のコンピュータでは、こうしたタイプの処理が可能であることを謳っていますが、人に勝るものはありません。その時、その場面での重要度を即座に判断し、注意を切り替え、雑多な情報のなかから必要な部分に意識を集中して情報を処理する。そうすることで、巧みな並列処理を可能にしているのです。これをコンピュータでやろうとすれば、最高難度の技術となるでしょう。単純な並列処理はできても、時々刻々と変わる状況に応じた対応というのはやさしいものではありません。

　一見、単純そうに見える歩行も、実はきわめて複雑な脳内活動の結果と考えることができます。歩行は表面的に観察される運動だけでなく、危険予測や状況判断といった認知活動を伴って、初めて実用的なものになります。日常生活を送るうえでの実用的な歩行能力というのは、運動機能（motor function）と認知機能（cognitive function）の絶妙なコラボレーションがあればこそのものであることは、冒頭でも述べました（はじめに；p. v を参照）。実用的な歩行能力の評価とは、決して運動機能面のみを対象とするのではなく、表面的には見えない脳内活動に目を向けることなのです。

　F&S はこうした複雑な脳内活動としての歩行を評価するための臨床指標ですが、これを治療場面に応用することも考えてみましょう。S-FBS に含まれる「移乗」と「360°回転」は、片麻痺者において転倒が多い動作であるとともに、日常生活に不可欠な動作でもあります。ベッド周囲での動きや排泄動作などは、これらの要素なしに遂行することはできません。そうした面から考えると、これらの動作の反復練習には、日常生活に必要な動作を再獲得するという意味合いとともに、歩行

声かけの内容は、難易度を考えて、再構成してみましょう

歩行練習では、話しかける内容にも工夫を。

エピソード記憶

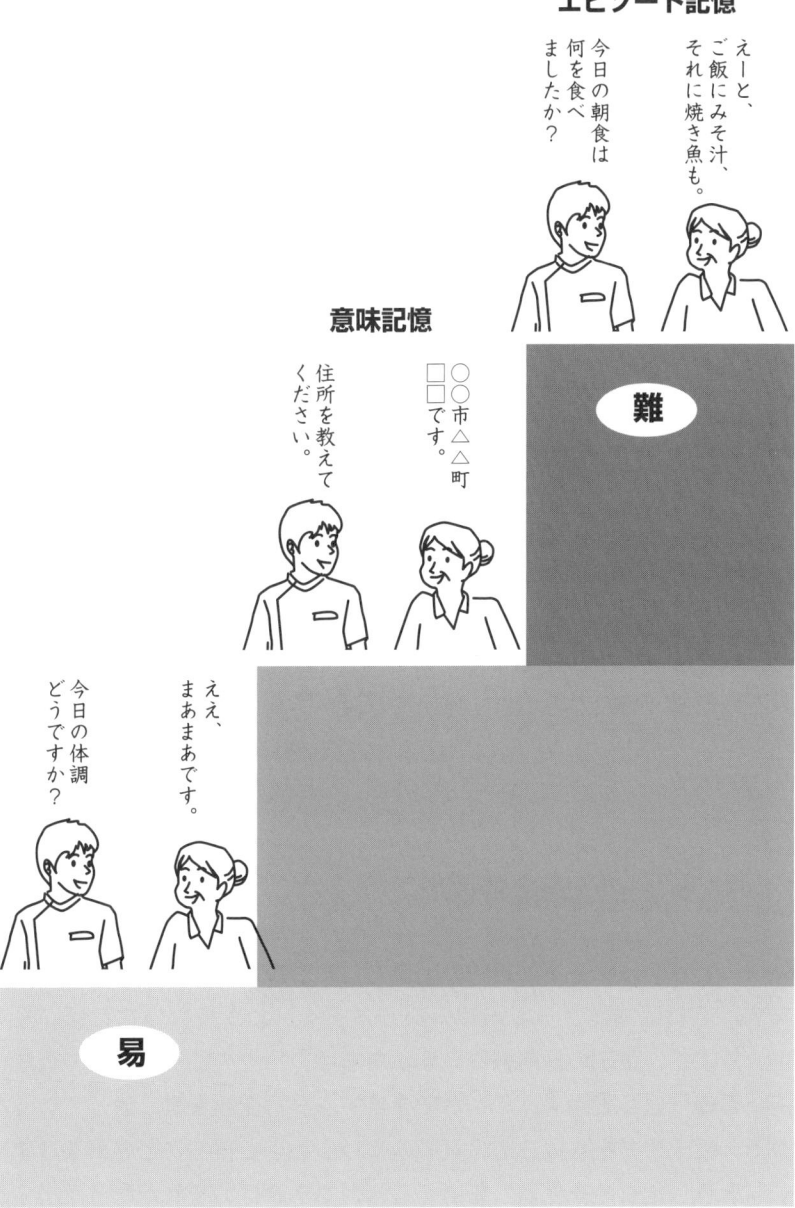

えーと、ご飯にみそ汁、それに焼き魚も。

今日の朝食は何を食べましたか？

意味記憶

○○市△△町□□です。

住所を教えてください。

難

ええ、まあまあです。

今日の体調どうですか？

易

に必要な運動機能の改善を図るといった側面も期待できそうです。

　また、SWWTのもつ特性を歩行練習の場面に生かしてみてもよいでしょう。歩行練習ではあえて患者さんと会話をしている、話をしながら歩いているよ、という読者の方も多いと思います。ここに、ちょっとしたエッセンスとして記憶システム（Column「記憶（memory）」; p. 58を参照）の特性を取り入れてみてはどうでしょうか。

　実際のSWWTはエピソード記憶による声かけでしたよね。そして、これは難易度の高い記憶でした。そこで、エピソード記憶への対応が難しい場合には、難易度を加減して会話を構成してみましょう。

　天気や体調を聴くことから始め、年齢や誕生日、住所の確認や家族構成、主治医の名前など、意味記憶に相当する内容を徐々に交えていくのです。

　そうした後に、最近の出来事などのエピソード記憶へとつなげていきます。認知課題の難易度を、治療者側で意図的にコントロールするというわけです。もちろん、これらを適宜、組み合わせて記憶の種別による反応の違いを確認するといった手法もあるでしょう。このようなかたちで、本来は評価指標であるはずのF&Sを練習場面のなかに取り入れてみるのです。そこから、また何か興味深いものが得られるかもしれませんよ。

頑張ろう、臨床の仲間たち

　リハビリテーションは人間の回復力という複雑なものを相手にしています。それは依然として未知の部分が多く、わからないことばかりです。ですが、臨床の最前線にいる私たちは、日々の臨床のなかで仮説と検証を繰り返し実践することができます。試行錯誤を繰り返していくなかで、臨床家であればこその気づきやひらめきを得ることもあるはずです。そうしたものを生かしていくことができれば、それがたとえ小さな

一歩であろうとも、私たちの臨床にとっては着実なステップとなるに違いありません。

　臨床現場に漂っているモヤモヤ感をひとつでも吹き払えるよう、これからも地道な取り組みを続けていくことが私たちに求められているともいえるでしょう。がんばろう、臨床の仲間たち！

自立歩行開始までの流れ図

BOOK 2 を終えるにあたり、F&S を使用して自立歩行の開始を判定する手順について、その流れをまとめてみました。具体的な実施方法など、詳細に関しては本文をご参照ください。

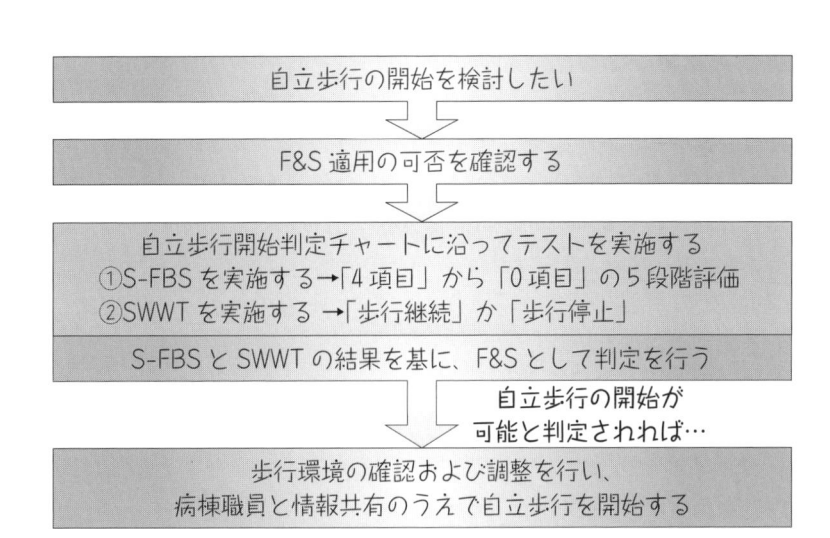

```
┌─────────────────────────────────┐
│     自立歩行の開始を検討したい      │
└─────────────────────────────────┘
                ▽
┌─────────────────────────────────┐
│     F&S 適用の可否を確認する       │
└─────────────────────────────────┘
                ▽
┌─────────────────────────────────────────────────┐
│  自立歩行開始判定チャートに沿ってテストを実施する    │
│  ①S-FBS を実施する →「4項目」から「0項目」の5段階評価 │
│  ②SWWT を実施する →「歩行継続」か「歩行停止」       │
├─────────────────────────────────────────────────┤
│   S-FBS と SWWT の結果を基に、F&S として判定を行う    │
└─────────────────────────────────────────────────┘
                ▽   自立歩行の開始が
                    可能と判定されれば…
┌─────────────────────────────────────────────────┐
│      歩行環境の確認および調整を行い、             │
│   病棟職員と情報共有のうえで自立歩行を開始する     │
└─────────────────────────────────────────────────┘
```

記憶（memory）

記憶は保持時間による分類（短期記憶、近時記憶、長期記憶）のみでなく、記憶内容から、運動や技能の記憶である手続き記憶と、言語を介して他人へ伝達可能な陳述記憶に分類されています。この陳述記憶をさらに、意味記憶（「地球は丸い」「1＋1は2である」といった知識の記憶）とエピソード記憶（「昨日、デパートに行った」「隣町で火事があった」といった出来事の記憶）に分けたのがカナダ人心理学者のエンデル・タルヴィング（Endel Tulving）です。

Tulvingは、記憶は密接に相互作用のある複数の記憶システムによって機能している、という「複数記憶システム論」を提唱しました。これは、記憶が5つの主要な記憶システムから成り立っているとするものです。

①**手続き記憶**：行動に再生される記憶であり、スキル（技能）に相当します。

②**知覚表象システム**：感覚知覚のレベルで対象を同定する際に、意味的処理がなされる前の段階で働くものです。たとえば、赤信号で止まる、というのは意味記憶も働いていますが、赤色の光を知覚すること自体で行われているのです。

③**意味記憶**：知識に関する記憶のことです。一般の人がいう記憶は、これを指しています。

④**作業記憶**：ワーキングメモリ（working memory）とも呼ばれ、通常の記憶とは異なる記憶で、行動がすんだらいらなくなるような一時的に覚えておく記憶のことです。認知活動を行うにあたって必要な、一時的な情報保持機能を指しています。

⑤**エピソード記憶**：自己の経験の記憶であり「いつ」「どこで」という情報が含まれます。理論上は、主人公としての自己が行動した自伝的出来事記憶と、自己とは直接関係のない世界での社会的出来事記憶に分類されます。F&Sでは、自伝的出来事記憶に基づいた質問を利用するようにしています。

Column
記憶
(memory)

Column

　各記憶システムは、手続き記憶を最も基礎的なものとする単一階層的な関係となっています。つまり、ある記憶システムは、その下位の記憶システムによってコントロールされますが、その上位の記憶システムとは独立して機能しうるものなのです。また、発達段階とも対応しており、手続き記憶が最も初期の段階のもので、エピソード記憶が最後に発達すると考えられています。下位の記憶ほど原始的で生命の維持に直接かかわり、上位の記憶ほど高度な記憶になります。

　F&Sで利用するエピソード記憶は、記憶システム論において、最も高次の記憶です。エピソード記憶は意味記憶と多くの共通特性をもっており、その操作の多くは意味記憶に依存しています。しかし、それは意味記憶の能力の範囲を超えるという独自の特性もみられます。また、ほかの記憶に比べて忘却されやすく、想起により大きな努力が必要ともされています。

参考文献

今村陽子. 臨床高次脳機能評価マニュアル 2000. 新興医学出版社; 2000. p. 20-24.
山鳥　重. 記憶の神経心理学. 医学書院; 2005. p. 2-25.
高野陽太郎. 認知心理学 (2) 記憶. 東京大学出版会; 1996. p. 209-211.
Tulving E. 人間の複数記憶システム. 科学 1991; 61: 263-270.

memo

BOOK 3
F&S はこうして生まれました

F&S がどのような過程を経て開発されたものなのか、理論的背景と検証内容について詳しく記載しています。

| 自立歩行の開始を判断する |
| 指標に求められるもの： |
| 2つの視点から |

　このBOOK 3では、F&Sがどのような過程を経て開発されたものなのか、その経緯や検証過程について述べています（BOOK 1から直接、このBOOK 3へと読み進めてこられた方に説明しますと、この"F&S"というのが、本書でお勧めしている自立歩行開始の判断指標です。追って詳しく説明していきますので、とりあえずは名前を覚えておいてくださいね）。

　「さあ、みなさん、F&Sというテストを使ってみましょう」といきなりいわれても、すぐに「はい、そうですね」とはなりませんよね。まずは、その聞き慣れないものが、一体どんなものなのか、そして、どういった理由で、どのような過程を経て生まれてきたものなのかを確認したいと思われる方は少なくないはずです。もちろん「とりあえず、F&Sってどんなものか見てみようかな」と、F&Sの具体的な実施方法や注意点などを記載しているBOOK 2を通覧されたうえで、このBOOK 3へと読み進んでこられた方もあるでしょう。いずれにしても、BOOK 3に目を通していただくことで、F&Sについての理解を深めてもらえることと思います。

　BOOK 3は、以下のような構成となっています。F&Sという判断指標が生まれてきた過程を、研究開発の段階に沿って記載しました。

- **評価指標には何がいいのだろう…**：自立歩行の開始を判断する指標に求められる要件を考える。
- **予備研究1**：自立歩行に必要なバランス能力の評価指標を求める。
- **予備研究2**：自立歩行に必要な認知機能の評価指標を求める。
- **横断的研究**：予備研究を基に、自立歩行の開始を判断できる判定基準を求める。
- **縦断的研究**：横断的研究で求めた判定基準を実際の臨床場面に適用し、その有用性を検証する。

評価指標には何がいいのだろう…

自立歩行の開始を判断する指標に求められるもの：2つの視点から

　片麻痺者の歩行能力を規定する要件については、これまでにも多くの研究があります。そうした報告を参考に、自立歩行の開始を判断するための因子について考えてみました。すると、以下の2つに集約できそうです。

BOOK 3
F&Sはこうして生まれました

　第一に、動作能力としての歩行をどのように評価するか、という視点です。この場合には、歩行を3つの側面から考える必要があります。すなわち、①持久性、②スピード、③安定性、です。

　まず「①**持久性**」について考えてみます。BOOK 1でも述べましたが、本書における自立歩行とは病棟内歩行を前提としています。ということは、それほど長距離の移動は求められないはずです。参考までに、筆者の勤務する施設の病棟廊下は、直線距離で約90 mあります。トイレや洗面所は廊下の真ん中付近に配置されていますので、病室からの距離は遠くても40〜50 mでしょうか。この距離を歩けただけで「さあ、自立歩行を始めましょう」とはなかなか言い難いものがあります。かといって「(歩行距離は)長ければ長いほどいいんじゃないの」と、必要以上の長距離歩行を条件にしてしまうと、自立歩行に至るまでには無用の時間がかかってしまいます。もちろん、長い距離を歩けるに越したことはありません。けれども、ここでは生活範囲を拡大するために、その第一歩を可及的早期に開始したい、そのための基準が欲しいのです。どうも、持久性＝移動距離を目安にした指標では判断が難しそうです。

　次に「②**スピード**」ですが、これに関しては、必須の要素となるだけの必然性が見当たりません。とりあえずは自分のペースで病棟内を歩ければいいのですから。時間的な制約を求める理由が思い浮かびません。もし、屋外にまで移動範囲を広げるということであれば、外的環境要因、たとえば、横断歩道を青信号のあいだに渡る、といったように一定のスピードが必要になってくる場面もあるでしょう。しかし、ここでの前提条件は違っています。

　やはり「③**安定性**」に行き着きます。いかにして転倒を防ぐか。そのためには、どのようにしてバランス能力を把握すればよいのか、ということに尽きるのではないでしょうか。

　また、もうひとつの視点は、歩行中に求められる周囲環境への注意や危険予測能力、つまり、転倒回避のために必要な認知機能をどうやって把握するか、ということです。片麻痺患者さんに接していると「運動機能は回復してきたし、歩行能力も良くなってきたんだけど、ひとりで歩いてもらうには、まだ、もうちょっと危ない感じがするんだよなぁ」と感じることが、しばしばです。こうした直感的ともいえる臨床現場での判断を、何らかの臨床的指標に転換し、判定基準を構築することが必要と考えたのです。

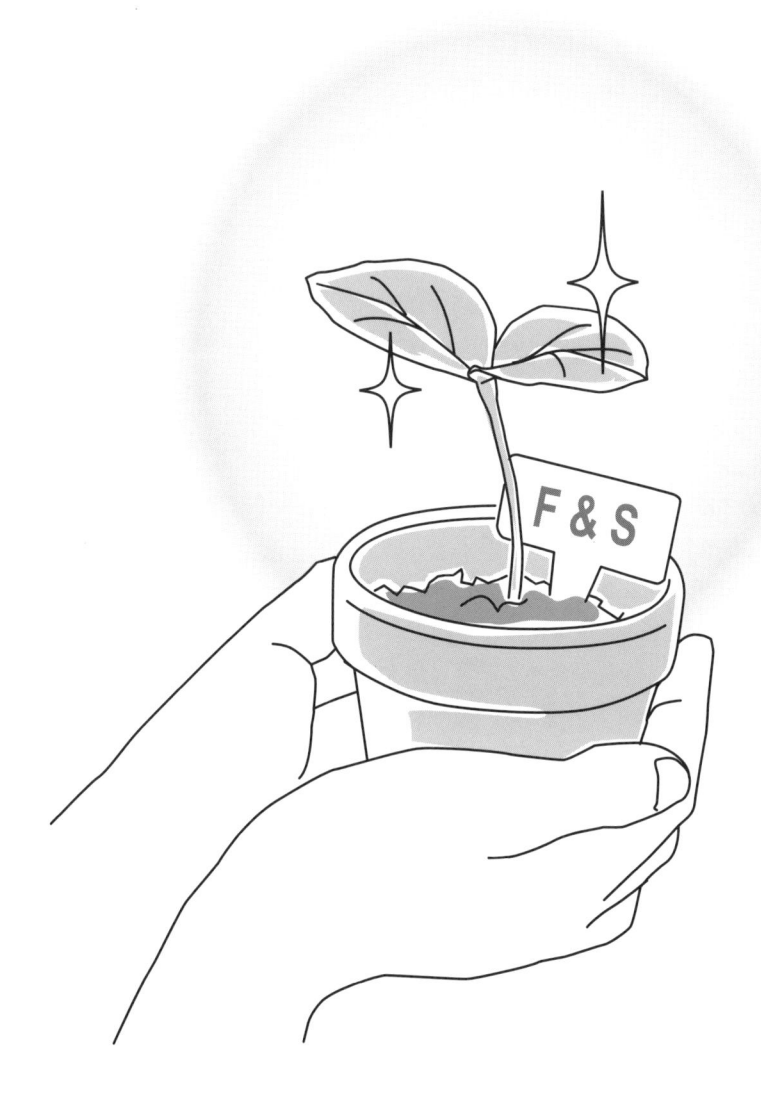

自立歩行能力を評価する
新しい指標です

歩行時に必要な運動機能としてのバランス能力と、危険回避のための認知機能、これら2つの因子を把握するためには、どのような評価指標がよいのでしょうか。まずは、そこから検討する必要がありそうです。

歩行時のバランス能力を把握する指標について考える

臨床場面のなかでバランス能力を評価するにあたっては、特別な測定機器を使わなくても実施可能な方法が望ましいはずです。"No Cost（またはLow Cost）"でなければ、そのテストを利用できる人は限られてしまいます。必要とされている場所は研究場面ではなく、日常の臨床場面なのですから。そうした点を考慮した結果、複合的な動作課題のパフォーマンスを測定するテストが、最も適切ではないかと考えました。これであれば、どこでも実施できるはずです。そこで、近年、取り上げられる機会の多い3種類のパフォーマンステスト、① Functional Reach、② Timed Up and Go Test、③ Functional Balance Scale、に着目して検討を行いました。

Functional Reach（FR）

FRは、高齢者のバランスを測定するものとして、Duncanら[15]により提唱されたテストです。測定自体はたいへん簡便なものです。腰幅程度の開脚立位をとって上肢を90°挙上位とした後、バランスを保ちながらできるだけ前方へとリーチ動作を行い、そのときの最大移動距離を測定します。

ところで、一般にバランスとは、静的バランスが「支持基底面が維持されて、質量中心のみが動いているもの」、動的バランスは「支持基底面および質量中心が、ともに移動・変化するもの」とされています。このように解釈すると、FRは静的バランスの指標ということになるわけですが、動的バランスに基づく歩行との関連を示した報告も少なくありません。しかし、FRから歩行能力を把握しようとした場合には、機能性は評価できたとしても、それが日常的な動作、すなわち日常性を表しているとは言い難い面があります。また、外乱負荷への応答や支持面を変更する随意運動など、さまざまな条件下でのバランスの総体は推測しにくいのではないでしょうか。実際、病棟内での転倒は、その多くが回転運動を伴うベッド周囲での移乗動作などで生じているのですから、自立歩行の開始となれば、そうした動作が必ず行わ

> 歩行時のバランス能力を
> 把握する指標について
> 考えてみましょう

れることになります。

 このように考えていくと、一方向への直線運動を評価するだけでは、生活場面に必要な動作バランスの把握は困難ではないだろうか、という懸念を払拭できませんでした。こうした理由から、FR を本研究の指標として利用することは適当ではないと考え、採用を見送ることにしました。

Timed Up and Go Test（TUG）

 TUG は、バランス障害をもつ高齢者の移動能力を評価するため、Podsiadlo ら[16]により提唱されたパフォーマンステストです。これは、対象者が椅子から立ち上がり、3 m の直線距離を歩行した後に方向転換して元の椅子まで戻り、着座するまでの所要時間を測定するものです。これにより下肢・体幹の筋力や、その協調的な筋活動、立ち直り反応や下肢支持性の状態など、複合的なパフォーマンスを評価できるとされています。しかしながら単一課題で特異的機能のみを評価しており、その判定は動作に要した時間で行います。

 ここで結論を先に述べてしまいましょう。今回はこの動作スピードで判断するという点に疑問を感じ、TUG の採用を見送りました。その理由について、以下に述べます。

 確かに、動作スピードが能力判定のうえで有用な指標となることもあるでしょう。移動範囲が拡大し、入院中の病棟からほかの病棟へ、あるいは屋外へと広がっていくと「エレベーターに乗り降りする」「自動ドアを通り抜ける」「横断歩道を渡る」といったように、一定のスピードが求められる状況も生じてきます。そうしたことも含めて考えるのであれば、歩行スピードを指標にすることは有効かもしれません。

 しかし、今回、前提条件となっているのは「病棟内」での自立歩行なのです。皆さん、こんな患者さんはおられませんか。歩行スピードは本当にゆっくり。時々、立ち止まっては周りの様子を見ながら、少しずつ、少しずつ慎重に病棟の廊下を歩いている片麻痺患者さん。こういった状態の人はスピードを条件にした判定基準だと、いつまで経っても見守りがなくならないのではないでしょうか。自分のペースであれば、周りに気をつけながら、トイレや洗面所、ロビーへもひとりで歩いて行くことができるのに…。

 すでに述べたことですが、片麻痺患者さんのリハビリテーションを進めていくうえで、生活範囲の拡大が及ぼす影響は、きわめて大きいものがありま

す。歩行スピードを判定材料とするTUGでは、そうした可能性をつみ取ってしまうのではないでしょうか。こうした患者さんたちこそ、これから求める判断指標で浮き上がらせたいのです。けれども、そうした役割をTUGに期待することは、無理がありそうです。

Functional Balance Scale（FBS）

FBSは、高齢者のバランス能力を把握するための指標として開発されたものです。開発者の名前から、Berg Balance Scale（BBS）とも呼ばれています[4]。日常生活に関連した14項目の動作課題を行い、その安全性、所要時間、距離の要素から、「自立または容易に課題の遂行が可能」から「動作遂行不能」までの5段階（4〜0点、計56点満点）で判定するものです。これにより、座位・立位での静的な姿勢保持能力とともに、動作時のバランス能力の評価が可能とされています[5]。また、歩行能力との関連を示した報告も多いため、自立歩行能力を判定する指標として利用できるのでは…、と考えました。

しかし、FBSの全項目（14項目）を行うと、要領よく行っても15〜20分はかかるため、忙しい臨床現場での使用においては難点[17]といえます。また、構成課題の難易度には結構な差があるため、判定に際しては下位項目の検討が必要であるとの指摘もみられます[6]。

この点に関して、杉本ら[6]は、慢性期脳卒中患者をFunctional Independent Measure（FIM）移動項目により3群（7〜6点群、5点群、4点以下群）に分類して、歩行能力とFBS下位項目との関連について検討し、次のような指摘をしています。それは、

①歩行能力を規定する要因としては、「立位保持」「移乗」「前方リーチ」「360°回転」の4項目の影響が強い。

②たとえ歩行能力が良好であっても、必ずしもすべての下位項目が満点に近いわけではない。

③それぞれの下位項目には、歩行能力を反映すると考えられる境界点（❶）が存在している。

というものです。ただし、これらの知見を臨床場面でどのように活用できるかについては、具体的に言及していませんでした。

これは私にとって、たいへん興味深いものでした。この境界点とされているものをうまく利用すれば、何らかの指標が得られるのではないだろうか、

> 歩行時の認知機能を
> 把握する指標について
> 考えてみましょう

❶歩行能力を反映するとされる Functional Balance Scale（FBS）下位項目の境界点

	境界点		境界点
1. 立ち上がり	3点	8. 上肢前方リーチ	3点
2. 静止立位保持	4点	9. 床から物を拾う	4点
3. 座位保持	4点	10. 立位の振り向き	4点
4. 着座	3点	11. 360°回転	2点
5. 移乗	3点	12. 段差踏み換え	2点
6. 閉眼立位保持	4点	13. 継ぎ足立位保持	2点
7. 閉脚立位保持	3点	14. 片脚立ち保持	2点

という直感的なひらめきが浮かんできました。また、全14項目を行わなくても、上記の4項目で妥当性のある結果を得られるのであれば、検査時間が長い、というFBSの難点も解消されることになります。臨床での使用にとっては、きわめて具合の良いものになるわけです。

こうした思いのもとに、FBS下位4項目の活用について、その可能性を検討することにしました。その検討内容に関しては、後ほど**予備研究1**で詳しく説明することにします。

歩行時の認知機能を把握する指標について考える
二重課題への着目

次に、歩行時の認知機能について考えてみます。自立歩行を行ううえで必要な認知機能としては、注意機能に関する指摘が多くあります。注意障害のある患者さんでは「歩くこと」と「注意を払うこと」の並列同時処理が困難となります。その結果、安全への配慮が不十分になるため、歩行の自立度が低下する[9]とされています。しかし、こうした注意障害を把握するための臨床的指標とされているものは、いずれも机上での検査ばかりです。ですが、私たちが知りたいのは歩行時の注意機能の状態です。そうであれば、やはり、実際の歩行を通じて評価できる方法のほうが、より有効なはずです。

BOOK 3
F&Sはこうして生まれました

　ここでも、ひとしきり頭を悩ませました。そして目を向けたのが dual-task paradigm に基づく歩行時の二重課題です。けれども、二重課題に関する報告の多くは、二重課題による歩行への影響については触れているものの、臨床の現場で利用可能と思えるような判定基準を示したものはありませんでした。「(何らかの) 認知課題を行うと、歩行に影響が及ぶ」といった類の記載なのです。確かに、それはわかります。しかし、それをどのように活用できるのか、が問題なのです。またまた、困ってしまいました。

"Stops Walking When Talking" test

　活路は開けるものです。そこに一筋の光が射してきました。そう、それが "Stops Walking When Talking" test[8]（BOOK 2 ではすでに紹介していますが、このテストを以下、SWWT とします）だったのです。SWWT は、検査者が対象者に対して声かけを行い、返答を求めます。その返答が、歩きながらなのか、それともいったん、立ち止まってからなのか、その反応を見て判定するというものです。

　最初、この説明を目にしたときは、その仕組みがあまりに簡単すぎて「えっ、こんなので何かわかるの…」と感じたほどです。しかし、「溺れる者は藁をも掴む」の心境で文献に当たってみました。当時、日本での報告はきわめてわずかでしたが、海外にはいくつかの報告が見られました。すると、SWWT はその精度を含めて、検査としての評価が一定していない状況にあるということがわかってきました。どうも検査時の条件設定にバラツキがあるようです。

　そこで SWWT の開発者である Lundin-Olsson さんに直接尋ねてみようということになりました。実は、この研究は、私が県立広島大学大学院に在籍していたときに取りかかったものです。当時の指導教官は清水ミシェル・アイズマン先生でした。私と違って、清水先生にとっての英語は私の広島弁のようなものです。きわめて日常的な形で連絡を取っていただきました。そして数日後には、Lundin-Olsson さんから直接、E-mail での返信をいただくことができたというわけです。

　そこには、より詳細に検査の内容が書かれていました。しかし、声かけの内容に関しては "It is sunny today"（今日は良いお天気ですね）．"How are you today?"（今日の体調はいかがですか）、といったような「相手に返答を求める内容で行う」としか記載されていませんでした。SWWT を用いた研究報

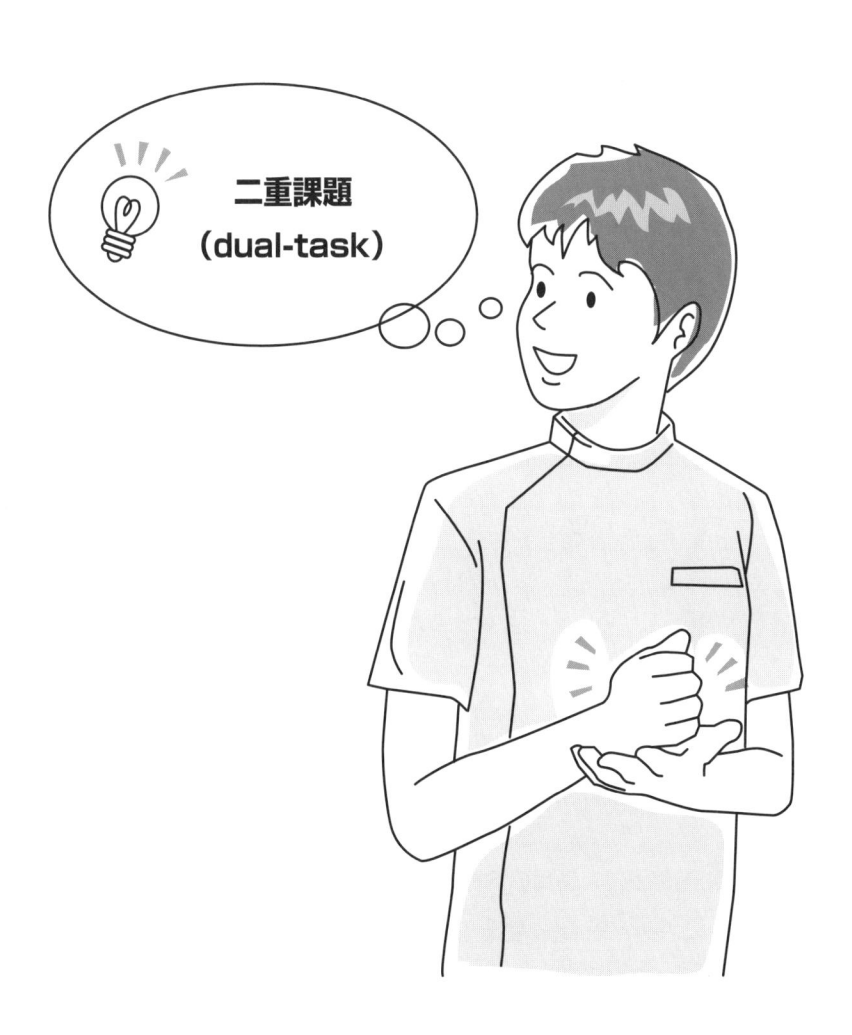

二重課題（dual-task）を
利用できるんじゃないかな…

二重課題
（dual-task）

告では、質問内容の検討が必要という指摘があります[18]。やはり、今一度、実施条件を検討する必要があるようです。そこで SWWT を有効に活用する方法を検討するための研究を、**予備研究 2** として計画しました。

予備研究 1

自立歩行に必要なバランス能力の評価指標を求める[19]

FBS の新たな活用方法：下位 4 項目と境界点による評価

　片麻痺者の病棟内自立歩行の開始基準を明らかにするにあたっては、まず、歩行時のバランス能力を評価するための指標を求める、これが予備研究 1 の目的です。具体的には FBS 下位 4 項目（立位保持・移乗・前方リーチ・360°回転）を有効活用する方法について検討を試みました。

　ここでのポイントは、4 項目のテスト結果の取り扱い方にあります。すなわち、原法の FBS（14 項目）のように合計点から評価するのではなく、歩行能力を区分しているとされる項目ごとの得点ライン[6]、つまり「境界点」に着目して評価してみよう、というものです。もちろん、こうした判定の仕方は、これまでにはないものです。臨床での評価に一石を投じる新たな試み、というと少々大げさかもしれませんが、何かしらの成果を期待したいところです。

❷ FBS 下位 4 項目の境界点とその内容

項目	境界点	基準
移乗	3 点	上肢を用いれば安全に移乗が可能
立位保持	4 点	安全に立位保持が 2 分間可能
前方リーチ	3 点	前方へのリーチが 12.5 cm 以上可能
360°回転	2 点	360°回転が安全にゆっくりと可能

> FBS 下位 4 項目，
> 境界点，到達項目数を
> 中心に考えると判定基準が…

　実際のテストは、以下のような手順で行いました。
① Berg らの原法に沿って、各下位項目の検査を行います。
②その結果が、境界点に到達しているか否かをチェックします（❷）。
③境界点に到達していたテストの項目数をカウントします。これが最終結果
　です（最高点：4 項目〜最低点：0 項目）。

予備研究 1 の結果から見えてきたもの

　実際に、片麻痺者 31 名（❸）を対象に検討を行いました（❹）。すると、歩行の自立群（n=13）と非自立群（n=18）のあいだでは、境界点への到達項目数に有意な差を認めました（❺）が、自立群内〔屋外自立歩行群（n=7）vs 屋内自立歩行群（n=6）〕および非自立群内〔見守り下歩行群（n=8）vs 練習場面のみ歩行群（n=10）〕では有意差を認めませんでした（❻）。この予備研究 1 の結果から、ちょっとした手応えを感じることができました。
　「FBS 下位 4 項目（立位保持・移乗・前方リーチ・360°回転）」「境界点」「到達項目数」といったキーワードを中心に考えていくことで、自立歩行開始のための判定基準を構築できるかもしれません。
　けれどもグラフ（❻）を見ていただくとわかるように、このテストだけで自立歩行の可否を判断するには、少々厳しいものがあります。それは境界点

❸ 予備研究 1 の対象者

片麻痺者	31 名（脳卒中発症から 1 か月以上経過した人）
性　　別	男性 16 名、女性 15 名
年　　齢	65.7±12.7 歳
麻　痺　側	右麻痺 16 名、左麻痺 15 名
診　断　名	脳梗塞 17 名、脳出血 14 名
下肢 BRS[†]	II 1 名、III 9 名、IV 10 名、V 8 名、VI 3 名
装具使用	II 1 名、III 8 名、IV 5 名、V 3 名、VI 0 名
歩行能力	自　立 13 名（屋外自立歩行 7 名、屋内自立歩行 6 名） 非自立 18 名（見守り下歩行 8 名、練習場面のみ歩行 10 名）

[†]：Brunnstrom's recovery stage

❹-a 歩行自立度と各要因との関係

		自立群 (*n*=13)	非自立群 (*n*=18)
性　別	男性	6	10
	女性	7	8
麻痺側	右麻痺	6	10
	左麻痺	7	8
診断名	脳梗塞	10	7
	脳出血	3	11
年齢(歳)		67.5±11.1	64.4±14.0

名義変数は χ^2 検定、ほかの変数は対応のない t 検定

❹-b 歩行自立度と下肢 BRS との関係

BRS	II	III	IV	V	VI
自立群	0	1	5	4	3
非自立群	1	8	5	4	0

Mann-Whitney U 検定、＊：$p<0.05$

❺ 歩行自立度と FBS 下位 4 項目の境界点到達項目数

	0	1	2	3	4
自立群	0	0	2	1	10
非自立群	12	4	1	1	0

Mann-Whitney U 検定、＊：$p<0.05$

到達項目数が 3 項目、2 項目といった状態の人はどのように判断すべきか、といった点です。このレベルの人は、歩行が自立するかどうかの境界域といえそうです。

「バランスは良くなって歩行も安定してきたんだけど、ひとりで歩いてもらうには、ちょっと不安なんだよなぁ」といった状態の患者さん、どうすればいいのでしょうか。**予備研究 2** がそのヒントを与えてくれるかもしれません。

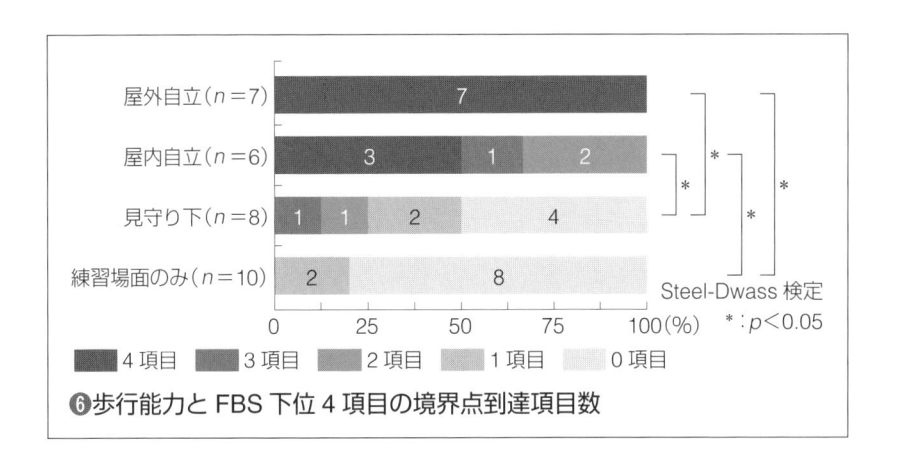

境界点到達項目数という
判定方法が生きてくる意味

❻ 歩行能力とFBS下位4項目の境界点到達項目数

屋外自立(n=7): 4項目 7
屋内自立(n=6): 4項目 3, 3項目 1, 2項目 2
見守り下(n=8): 4項目 1, 3項目 1, 2項目 2, 1項目 4
練習場面のみ(n=10): 1項目 2, 0項目 8

Steel-Dwass検定　*: $p < 0.05$

■4項目　■3項目　■2項目　■1項目　□0項目

境界点を利用することのメリット

　ここで今一度、境界点に着目した意味合いについて触れてみたいと思います。FBS下位4項目には、バランステストとして難易度の差（難：360°回転＞移乗、前方リーチ＞立位保持：易）[6,17,20] があります。しかし、5段階評価（4～0点）での点数を単純に合算してしまうと、こうした面はまったく無視されてしまいますよね。そこで、境界点到達項目数という判定方法が生きてくることになるわけです。

　ここは重要なポイントになりますので、身近な例をあげて詳しく説明することにしましょう。

　皆さんが学生時代に受けられたテスト場面を思い返してみてください。

　解剖学の講師はとっても厳しいA先生です。「理学療法士たるもの、解剖学がわからずに運動療法ができるか」と、テストはかなりの難問です。当然のことながら、クラスの平均点は40点がやっとという状況になってしまいました。生理学のB先生は「基本だけはしっかり勉強してくださいね」と、そこそこのレベルを求めています。それなりに頑張ったクラスみんなの平均点は60点でした。これに対し、運動学のC先生は「皆さん、時期がくれば勉強する気になるでしょう。まあ、私のテストは、とりあえず何か書いてくれれば合格点をあげますから」と仏の採点です。その結果、平均点は80点を超えていました。

　さあ、ここで3科目の合格ラインはどのように設定するのが、よいので

しょうか。おそらく皆さんの学生時代は、60点が合格点、59点以下は再試験、といったものだったでしょう。30年前の私もそうでしたから。ですが、あまりに問題の難易度が高すぎると60点では厳しい場合も出てきます。少しは問題の難易度を下げてもらわないと、半数以上、場合によればほとんどの人が不合格になってしまうかもしれません。ですが、解剖学のA先生、なかなか融通が利きません。また、運動学担当のC先生のように、あまりに問題がやさしすぎると、それほど勉強をしていなくても合格ということになってしまいます。運動学の勉強をしないで実習に出てしまうと、後で苦しむのは明らかですよね。さあ、どうしたらよいのでしょうか。

そこで、頭を悩ませた教務の先生方は、次のような対応をとることにしました。「テストの合格ラインは、理学療法士国家試験を目安と考えるべきである。それゆえ、期末試験においては、これと同等の難易度で出題されることが望ましい。しかし、講師による難易度の差は避けられないため、それぞれのテスト内容を国家試験と照らし合わせて難易度の検証を行い、科目ごとに合格ラインを設定する」というものです（いやはや、本当にこんなことをやってたら、教務の先生はたいへんです。まあ、ここは説明のための仮定のお話ですから、気にせずに）。その結果、解剖学40点・生理学60点・運動学80点、という合格ラインが設定されました。

もう、おわかりですよね。こうした対応をとった場合には、同じ合計点数でも、科目ごとの合否には違いが出てきます。学生Dさん（解剖学40点、生理学60点、運動学80点）と学生E君（解剖学30点、生理学50点、運動学100点）では、合計点（240点）と平均点（60点）は同じです。しかし、Dさんが3科目すべて合格となるのに対して、E君は運動学しか合格できません。理学療法士国家試験に合格するためには、E君のような勉強の仕方、得点状況では困るのです。目標に対して、必要な合格ラインをすべてクリアしているDさんのような得点パターンとなるように勉強してもらわなければ…。

すみません、随分、長いたとえ話になってしまいました。

境界点到達項目数という判定方法

さて、長々と仮定のお話をしましたが、FBS下位4項目についても、先ほ

境界点到達項目数という判定方法

〜 ＝試験の難易度から設定した合格ライン

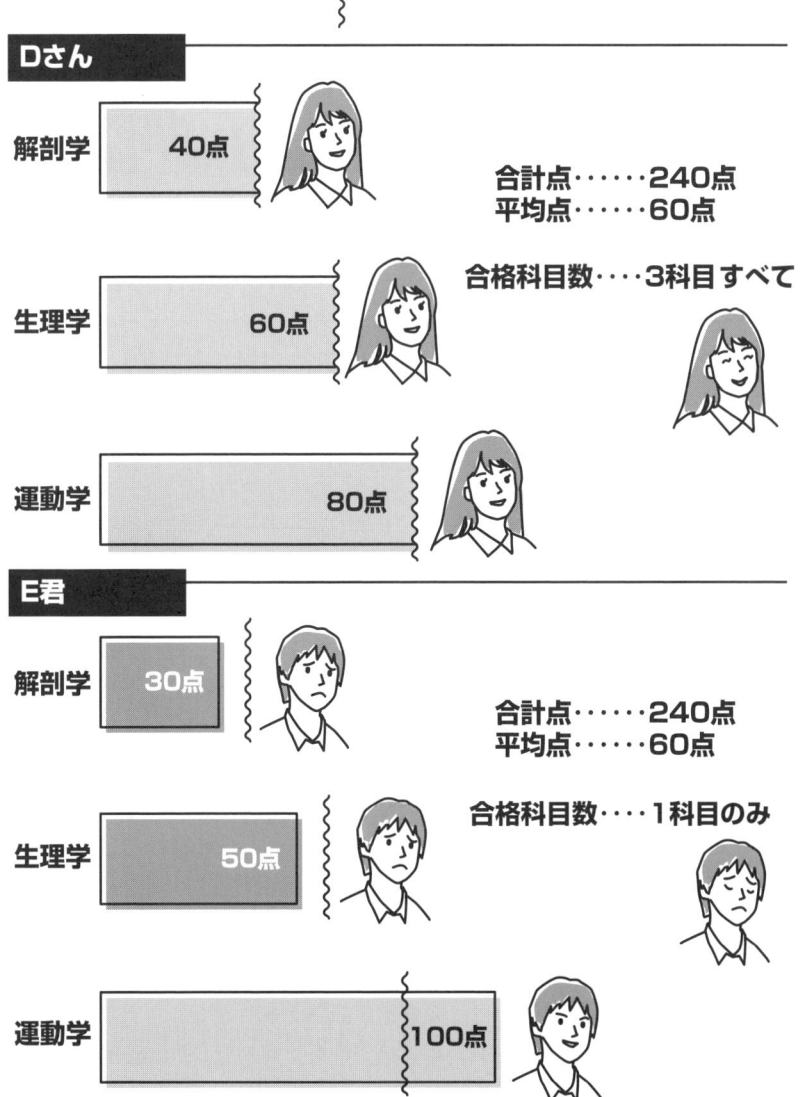

Dさん

解剖学　40点

生理学　60点

運動学　80点

合計点‥‥‥240点
平均点‥‥‥60点

合格科目数‥‥3科目すべて

E君

解剖学　30点

生理学　50点

運動学　100点

合計点‥‥‥240点
平均点‥‥‥60点

合格科目数‥‥1科目のみ

国家試験に合格するためには、すべての科目が一定レベルに達していないといけませんよね。

どのテストと同じ考え方をしてみませんか、ということなのです。つまり、各教科の期末試験＝FBS下位4項目、合格点＝境界点、理学療法士国家試験合格＝自立歩行開始、というわけです。難易度の異なった、わずか4項目の素点を合計してしまっては、まさにE君（解剖学30点：×、生理学50点：×、運動学100点：◎）のような状況を生みかねません。けれども、自立歩行の開始時には、Dさん（解剖学40点：○、生理学60点：○、運動学80点：○）のような状況のほうが望ましいはずです。こうした考え方に基づいた方法、それが「境界点到達項目数」を用いた判定方法なのです。

予備研究2

自立歩行に必要な認知機能の評価指標を求める[21]

SWWTに関する検証

予備研究1により、歩行時のバランス能力を評価する指標の目処がついてきました。次は、歩行中の認知機能を把握する手段です。**予備研究2**では、その手段としてSWWTが利用可能かどうか、その有用性を検証していきます。加えて、Lundin-Olssonら[8]の原典に明示されていない検査時の刺激条件も検討することにしました。

SWWTの実施要領

まず、SWWTの実施要領について説明します。詳細はBOOK 2（❷；p. 40）に示すとおりですが、実施時のポイントは「検査をします」と対象者には告げないという点です。対象者には検査を意識させることなく、自然な雰囲気のなかで反応を確認する必要があります。また、声かけ以外の要素、たとえば、何か対象者の注意を引くような物が置いてある、ほかの人が声をかける、といった刺激が加わらないように気をつけなければいけません。それから、判定はあくまで「歩行停止」か「歩行継続」です。返答内容の正誤は関係ありませんので、お間違えのないように。

SWWT 実施時のポイント
「検査をします」と
対象者に告げてはいけません

❼予備研究 2 の対象者

片麻痺者	32 名（脳卒中発症から 1 か月以上経過した人）
性　　別	男性 20 名、女性 12 名
年　　齢	70.1±10.5 歳
麻　痺　側	右麻痺 14 名、左麻痺 18 名
診　断　名	脳梗塞 16 名、脳出血 16 名
下肢 BRS	Ⅲ 5 名、Ⅳ 7 名、Ⅴ 10 名、Ⅵ 10 名
高次脳機能障害	あり 16 名、なし 16 名
歩行能力	自立 17 名、非自立 15 名

　予備研究 2 では、32 名の片麻痺者を対象に検討しました（❼）。刺激条件を明らかにするための条件設定は、少々、ややこしいものとなっています。この部分を読み飛ばしていただいても、実際の SWWT の実施に影響はありません。ただ「何で、SWWT ではこんなことを聴くの？」「これ、本当に有効なの？」と思われる方は、じっくりと目を通してみてください。案外、面白いかもしれませんよ。

「予備研究 2」の検討内容

　予備研究 2 で検討する内容は以下のとおりです。
1) 歩行能力と SWWT の結果には関連があるのだろうか。
2) SWWT を行う場合、実施条件によって結果に違いを生じるのだろうか。
　　①声かけに使用する質問の種類によって違いはあるのか。
　　②テスト実施時の歩行距離によって違いはあるのか。

検証作業で設定した SWWT の設定条件（❽）
声かけに使用する質問の種類

　原典に例示されている "It is sunny today"（今日は良いお天気ですね）、"How are you today?"（今日の体調はいかがですか）や、追試のなかで利用されていたものを参考にして設定しました。この部分は、結構、頭を悩ませたとこ

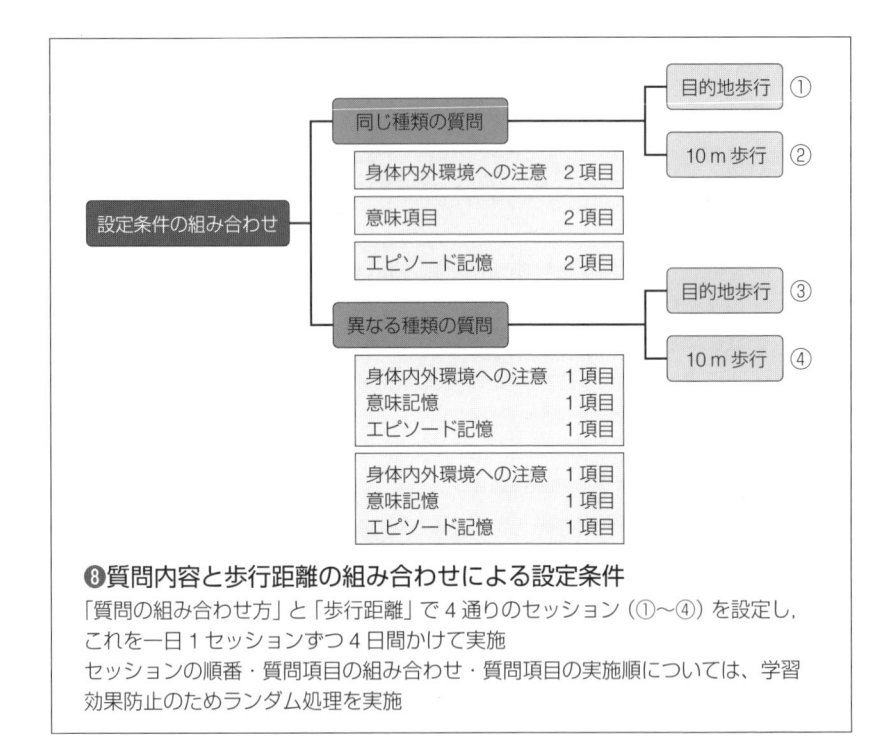

```
設定条件の組み合わせ ─┬─ 同じ種類の質問 ─┬─ 目的地歩行 ①
                    │                  └─ 10m歩行  ②
                    │   身体内外環境への注意  2項目
                    │   意味項目           2項目
                    │   エピソード記憶      2項目
                    │
                    └─ 異なる種類の質問 ─┬─ 目的地歩行 ③
                                        └─ 10m歩行  ④
                        身体内外環境への注意  1項目
                        意味記憶            1項目
                        エピソード記憶      1項目

                        身体内外環境への注意  1項目
                        意味記憶            1項目
                        エピソード記憶      1項目
```

❽質問内容と歩行距離の組み合わせによる設定条件

「質問の組み合わせ方」と「歩行距離」で4通りのセッション（①〜④）を設定し、これを一日1セッションずつ4日間かけて実施

セッションの順番・質問項目の組み合わせ・質問項目の実施順については、学習効果防止のためランダム処理を実施

ろです。声かけの内容は、すべての対象者に適用できる、つまり、誰に問いかけても、その人なりの答えが存在するものでないといけません。わかりやすい、日常的な質問であることも大切です。さあ、どのように分類することができるのでしょうか。

う〜ん、考えどころです。そして、考えた末に3つのカテゴリーに分類することができました。

3種類の質問内容

身体内外環境への注意：「体調」「天候」

原典に例示されているものです。自分の身体に意識を向けて、その状況を説明する。また、身体外の周囲環境、つまり天気を観察してそれを答える、というものです。

3種類の質問と組み合わせ方
と
2種類の歩行距離

意味記憶：「年齢」「住所」

　知識としての記憶に関するものを問います。意味記憶とは「100引く7は93である」「クジラは哺乳類である」といった事実や概念の記憶がこれに当たります。知識について尋ねればいいのですが、学歴や知的レベルに影響される質問は望ましくありません。日常的な記憶という観点から、年齢と住所について尋ねることにしました。

エピソード記憶：「直前の食事内容（朝食/昼食）」「服薬状況」

　その人の個人的な経験の記憶について尋ねます。エピソード記憶とは「数分前にトイレに行った」「先週の週末に家族と一緒に買い物をした」といった類の記憶です。ここでは、入院加療中の人に尋ねるわけですから、それを踏まえた内容にする必要があります。

　検討した結果、食事内容と服薬状況についての質問としました。午前中の検査であれば朝食について、午後であれば昼食について尋ねます。時には、治療や検査の加減で食事を止められている場合があるかもしれません。この場合には、食事を止められている、という答えになるでしょう。また、服薬に関しては、脳卒中の加療中ですから、まず何らかの投薬があるはずです。状況によれば「服薬している薬が何種類あるか」と尋ねてもいいでしょう。

　以上のように、3種類の質問内容を設定しました。そして、それぞれの種類について2項目ずつ尋ねることになります。

3種類の質問の組み合わせ方

　3種類（種類ごとに2項目）の声かけを行って比較することにしましたが、どのような順番で質問するかが問題です。

　常に同じ順番、たとえば、①身体内外環境への注意（体調・天候）→②意味記憶（年齢・住所）→③エピソード記憶（食事内容・服薬状況）と聴いたのでは、その順番が結果に対して何らかの影響を及ぼすかもしれません。そこで、一度の試行時に実施する質問の組み合わせは、もうひとつの条件である歩行距離とともにランダム化しました。これに関しては、後ほど詳しく述べます。

テスト時の歩行距離

　原典では距離の明示はなく「目的地を明確にしないままで廊下をブラブラ歩くのではなく、施設内の適当な場所を提示して歩行する」とされていますが、8 m の短距離で実施しても、結果は変わらなかったとする報告[22]もあります。本書のコンセプトである"Simple, Easy & No Cost"に沿うには、できるだけ臨床現場の実情にあったものにしたいところです。そこで、理学療法室内での実施が可能か否かを確認するため、10 m の直線歩行で検討しました。

2 種類の歩行距離

目的地を設定した歩行

　原典で提示されている方法です。たとえば、理学療法室から玄関ロビーへ、病室から談話室へ、といった感じです。

10 m 歩行

　de Hoon ら[22]の推奨する距離です。10 m であれば、理学療法室内でも無理なく実施できると思います。

テスト施行時に設定した内容：質問内容と歩行距離を掛け合わせて、4 通りのセッションを設定

　以上の 2 つの条件を掛け合わせると、4 通りのセッションが設定されることになります。すなわち、

　　質問の組み合わせ（同じ種類の質問・異なる種類の質問）2 通り×

　　歩行距離（目的地歩行・10 m 歩行）2 通り＝4 通り

となるわけです。そのため、一日に 1 セッションずつ行い、計 4 日間にわたっての検査となりました。

　反復して質問をするわけですから、学習効果も考えられます。その影響を排除するために、4 つのセッションを行う順番、質問の順番、質問の組み合わせは、徹底的にランダム化しました。セッションの順番であれば、初日に「同じ種類の質問・目的地歩行」を行う人もいれば、「異なる種類の質問・10 m 歩行」から開始する人もあるわけです。

　一セッションで使用する質問の組み合わせに関しては、以下のようになり

> 質問内容と歩行距離の
> 組み合わせによる設定条件と
> 得られた結果

ます。すなわち、「同じ種類の質問」であれば、身体内外環境への注意・意味記憶・エピソード記憶の3種類の質問を、3回の歩行で1つずつ行いますが、まずはその順番についてランダム化します。

たとえば、1回目：意味記憶→2回目：身体内外環境への注意→3回目：エピソード記憶、の順で尋ねるときもあれば、1回目：エピソード記憶→2回目：意味記憶→3回目：身体内外環境への注意、といったケースもあるわけです。加えて、1回の歩行で尋ねる2つの項目についても、その質問順は固定化せずランダムに行います。意味記憶の場合ですと「年齢」→「住所」の順で尋ねる場合と「住所」→「年齢」の場合があるわけです。

同様に「異なる種類の質問」の場合には、2回の歩行で検査を行いますが、その際、身体内外環境への注意・意味記憶・エピソード記憶の3種類の質問順をランダム化するとともに、種類ごとに設定した2項目の質問の組み合わせもランダム化しました。

たとえば、食事内容（エピソード記憶）・体調（身体内外環境への注意）・年齢（意味記憶）、住所（意味記憶）・食事内容（エピソード記憶）・天気（身体内外環境への注意）、といったような組み合わせになるわけです。

何だか、こんがらがってきたかもしれませんね。長々とした説明でしたが、これをまとめると❽（p. 80）のようになるわけです。要は、質問内容と歩行距離という2つの条件を掛け合わせた4通りのセッション（①〜④）を設定し、これを4日間かけて行い、そして学習効果を排除するために徹底したランダム化を行った、ということなのです。

得られた結果

エピソード記憶と10 m歩行がいいぞ！

以上のような条件設定を行い、どのような結果が得られたのでしょうか。なお、対象者は歩行能力により、自立群（$n=17$）と非自立群（$n=15$）に分類して検討しました（❾）。

エピソード記憶では立ち止まりが多くなる

最初に、声かけに使用する質問内容について見てみましょう。4通り（4回）のセッション中、いずれかで歩行停止を生じた対象者は、質問の組み合

❾ 歩行自立度と各要因との関係

		自立群 ($n=17$)	非自立群 ($n=15$)
性　　別	男性	12	8
	女性	5	7
麻　痺　側	右麻痺	10	4
	左麻痺	7	11
診　断　名	脳梗塞	10	6
	脳出血	7	9
高次脳機能障害	あり	5	11
	なし	12	4
年齢（歳）		76.3±11.2	64.7±12.2*
下肢 BRS	III	1	4
	IV	4	3
	V	6	4
	VI	6	4

名義変数は χ^2 検定、ほかの変数は Mann-Whitney U 検定、*：$p<0.05$

❿ 質問の組み合わせ方と歩行停止者数

		自立群（$n=17$）	非自立群（$n=15$）	
同じ種類の質問	歩行停止	6	13	*
	歩行継続	11	2	
異なる種類の質問	歩行停止	6	13	*
	歩行継続	11	2	

Fisher の直接確率法、*：$p<0.05$

わせ方（同じ種類の質問・異なる種類の質問）にかかわらず、非自立群に多く見られました（❿）。これは、SWWT における歩行停止の出現が、歩行能力と関連していることを示したものといえます。

次に、質問の種類による歩行停止の状況です。実は、ここでたいへん興味深い結果が得られました。4通りのセッションで観察された歩行停止の総数が、質問の種類で異なっていたのです。原典に例示されている身体内外環境への注意（体調・天候）を、ほかの2種類の質問と比較してみました。すると、意味記憶（年齢・住所）とのあいだには差を認めませんでしたが、エピソード記憶（直前の食事内容・服薬状況）との比較では、歩行停止数が有意

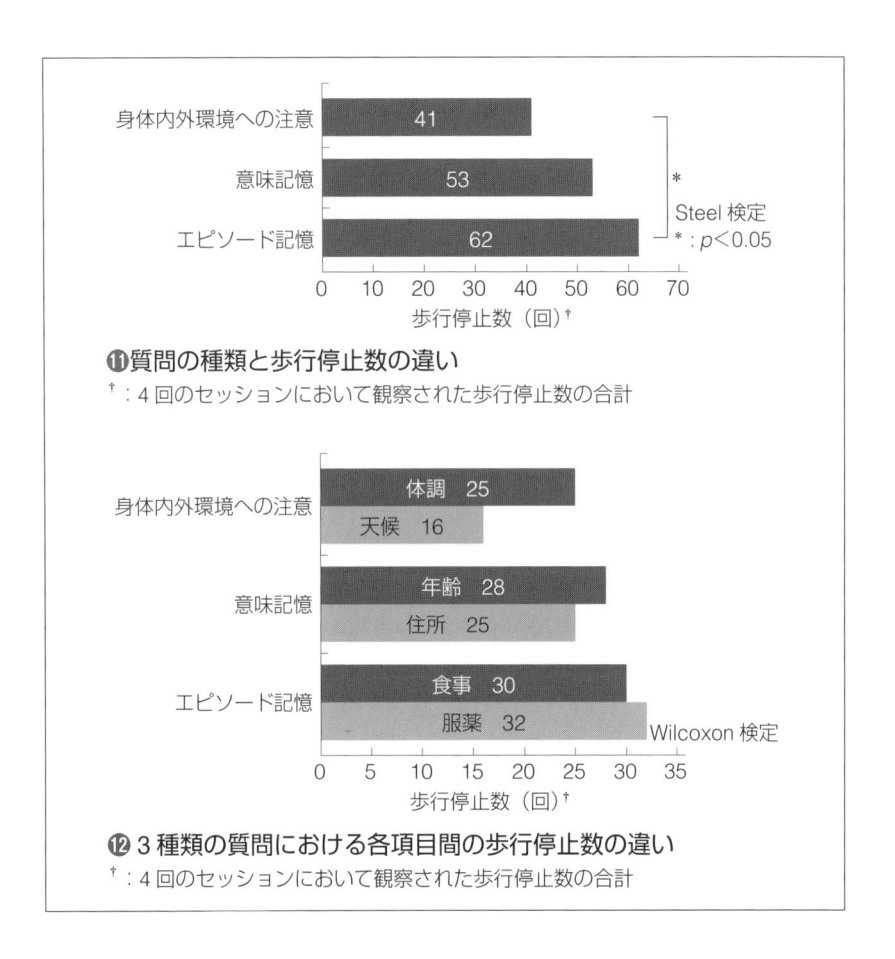

> 歩行停止の総数が，質問の種類で異なっているのはなぜ？

⓫ 質問の種類と歩行停止数の違い

- 身体内外環境への注意: 41
- 意味記憶: 53
- エピソード記憶: 62

Steel 検定　*：$p<0.05$

†：4回のセッションにおいて観察された歩行停止数の合計

⓬ 3種類の質問における各項目間の歩行停止数の違い

- 身体内外環境への注意: 体調 25／天候 16
- 意味記憶: 年齢 28／住所 25
- エピソード記憶: 食事 30／服薬 32

Wilcoxon 検定

†：4回のセッションにおいて観察された歩行停止数の合計

に多くなっていたのです（⓫）。

そこで、それぞれの種類に設定した2項目の質問について検討を行いました。もし、この2項目間に差があれば、質問内容自体の影響が考えられます。そうであれば、今回の質問内容を別なもの（たとえば、意味記憶として「干支」を尋ねる）に変更すると、異なった結果になるかもしれません。ですが、結果的には、3種類の質問ともに、いずれも2項目間で差はありませんでした（⓬）。つまり、3種類の質問には質的な特性の違いがあり、それが歩行停止数に影響を及ぼしていたということなのです。

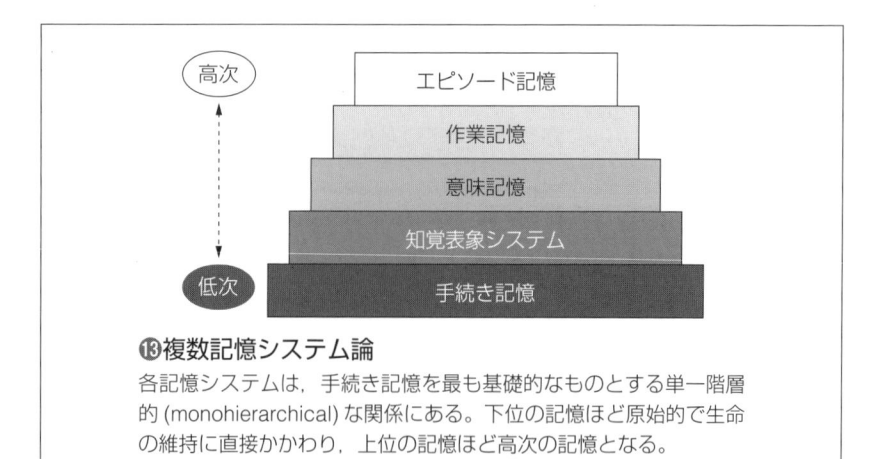

BOOK 3
F&S はこうして生まれました

❸ **複数記憶システム論**
各記憶システムは、手続き記憶を最も基礎的なものとする単一階層的(monohierarchical)な関係にある。下位の記憶ほど原始的で生命の維持に直接かかわり、上位の記憶ほど高次の記憶となる。
(Tulving E. 科学 1991; 61: 263-270.[23])

エピソード記憶は難易度の高い課題である

　では、声かけに使用する質問の種類によって、なぜ、歩行停止数に違いが見られたのでしょうか。その理由は、エピソード記憶を記憶階層における最も高次の記憶と位置づけた、Tulving[23]の複数記憶システム論から解釈できそうです。

　エピソード記憶は個人的な経験の記憶であり、意味記憶とも共通の特性をもつとされています。その操作の多くは、意味記憶に依存しているとされていますが、意味記憶の能力の範囲を超えるという独自の特性ももっています。また、意味記憶に比較して忘却されやすく、想起過程において、より努力が必要とされています。こうした特性をもっているため、エピソード記憶に基づいた質問は、身体内外環境への注意や意味記憶に比べて、より難易度の高い課題となるわけです（❸）。

　SWWTの開発者であるLundin-Olssonらが原典で例示している声かけは"It is sunny today"（今日は良いお天気ですね）、"How are you today?"（今日の体調はいかがですか）、といったものでした。

　実際、このように声をかけられても、対象者は上の空で「ええ、そうですね」「まあまあです」と、何となく答えてしまうこともできます。こうした返答では、記憶の想起はほとんど必要ありません。歩行に意識を向けたまま

> エピソード記憶に基づく質問は
> 認知課題としての
> 負荷が大きくなります

⓮ 歩行距離と歩行停止者数

		自立群 ($n=17$)	非自立群 ($n=15$)	
目的地歩行	歩行停止	5	11	*
	歩行継続	12	4	
10 m 歩行	歩行停止	4	13	*
	歩行継続	13	2	

Fisherの直接確率法、*：$p<0.05$

答えることができます。つまり、二重課題として行うには、簡単すぎるのです。

　これに対して「今日の朝食／昼食は何を食べましたか？」「今はどんな薬を飲んでいますか？」といったエピソード記憶に基づく質問は、自己の経験に対する想起を求めるため、認知課題としては、より負荷の大きなものになります。読者の皆さんでも、いきなり「朝ご飯は何を食べたの？」と聴かれたら「え〜っと…、普通にご飯と味噌汁、それから何があったかなぁ」って考えませんか。歩行という運動課題の遂行時に、こうしたより難易度の高い認知課題が付加されたことで、運動課題の停止、つまり立ち止まった人が増えたということなのです。

歩行距離は短くてもよい

　次に、テスト時の歩行距離はどうだったのでしょうか。目的地歩行と10 m歩行を比較してみると、歩行距離にかかわらず歩行停止は非自立群に生じやすいことがわかりました（⓮）。つまり、10 m程度の距離を確保できるのであれば、理学療法室内で実施しても問題はなさそうです。

　そうであれば、俄然、使い勝手はよくなりますよね。わざわざ病院施設内を移動しなくてもよいのですから。ただしテストの際は、距離にかかわらず周囲に対象者の気を引く人や物がないように気をつけないといけません。この点は目的地歩行を行う場合と同様です。

なぜ、返答時に立ち止まるのか：
鍵を握るワーキングメモリ

　一般に個人の能力以上の二重課題が課されると、その一方あるいは両方の課題が拙劣になったり、中断する傾向があります。歩行停止を生じた片麻痺者では、声かけに対する返答という新たな課題が付加されることで、歩行という当初の課題を継続することが困難になったものと解釈できます。こうした二重課題遂行の困難さ、すなわち、歩行停止を生じてしまうのはなぜでしょうか。

　山田ら[24]は、前頭連合野におけるワーキングメモリの関与を指摘しています。ワーキングメモリは、何らかの目的を実行するために利用される記憶です。加えて、複数の事象に対して注意を向ける機能も担っており、加齢や脳障害により低下するとされています。十分なメモリ容量がある場合には、何の問題もありません。しかし、脳血管障害によりメモリ容量の低下を生じているとしたら、どうなるでしょうか。

　一生懸命に歩いている途中で、声かけに対する返答もしなければならなくなりました。返答という新たな課題に対して注意を向けるためには、歩行という元の課題に対する注意量を減らさざるを得ません。容量が低下しているワーキングメモリには、限界がやってきます。その結果、歩行自立度の低い片麻痺者では姿勢制御に困難さを察知し、立ち止まることで姿勢の安定化を図っていると考えられるわけです。

　もっとも、こうした二重課題という条件下において、立ち止まらないけれども返事をしない、つまり認知課題のほうを無視することも考えられます。では、運動課題と認知課題では、どちらが優先されやすいのでしょうか。

　この点に関してWoollacottら[25]は、高齢者では運動課題のほうが認知課題に影響を受けやすいとしています。片麻痺者においても高齢者と同様にメモリ容量は低下しているため、運動課題のほうが影響され、歩行停止を生じやすいと考えることができるでしょう。実際にSWWTを行ってみると、認知課題を無視して歩行を継続するという人はきわめてまれで、ほとんどの場合は、立ち止まり＝運動課題の停止を生じていました。

　このように余裕のない歩行状況では、周囲環境への注意や危険予測は不十分なものになりがちです。当然、転倒リスクも高まってくることでしょう。

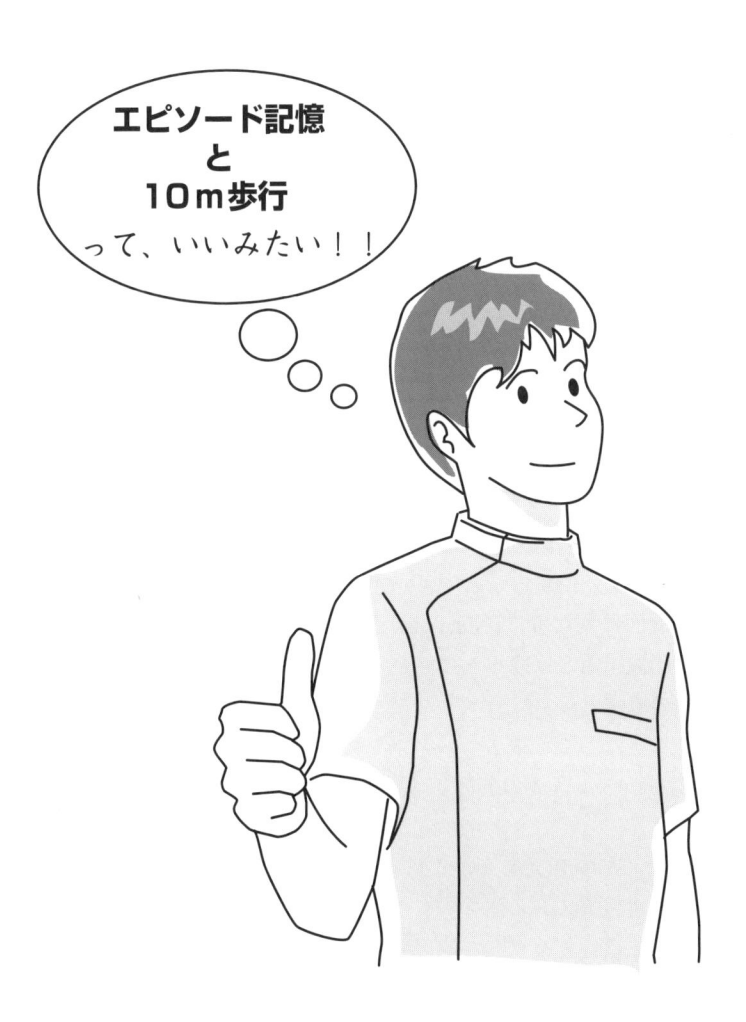

エピソード記憶と10m歩行がいいみたい

エピソード記憶
と
10m歩行
って、いいみたい！！

横断的研究[26]

予備研究を基に、自立歩行の開始を判断できる判定基準を求める

予備研究1&2を振り返って

　ここまでは、テストの実施条件などを検討した予備研究について述べてきました。そして、2回の予備研究により、自立歩行の開始を判断する指標の目処が立ってきたのです。
　それは、
①歩行時のバランス能力は、FBS下位4項目（立位保持・移乗・前方リーチ・360°回転）を使用することで、一定レベルまでの把握が可能であり、
②認知機能面に関しては、dual-task paradigmに基づいたSWWTの利用により、運動機能面とは違った視点から歩行能力を評価することができる、
というものです。
　ということは、これら2つのテストをうまく活用することができれば、多面的な視点から歩行能力を評価することが可能になるのではないでしょうか。
　ところで、このBOOK 3から目を通されている方のために、本書で使用している一連のテスト名称を、ここでまとめて確認することにしましょう。
　FBS下位4項目をセットで使用するテストは、Subset of Functional Balance Scale、略して"S-FBS"と呼んでいます。"Stops Walking When Talking" testについては、70ページで紹介しました。"SWWT"でしたね。そして、この2つを併せると"Subset of Functional Balance Scale & 'Stops Walking When Talking' test"となりますので、これをグッと縮めて"F&S"と呼びます。F&SはBOOK 3の冒頭で名前だけは出ていました。もうすぐ正体を現しますから、

テスト名称をまとめてみると…

Subset of Functional Balance Scale

S-FBS

F&S

SWWT

"Stop Walking When Talking" test

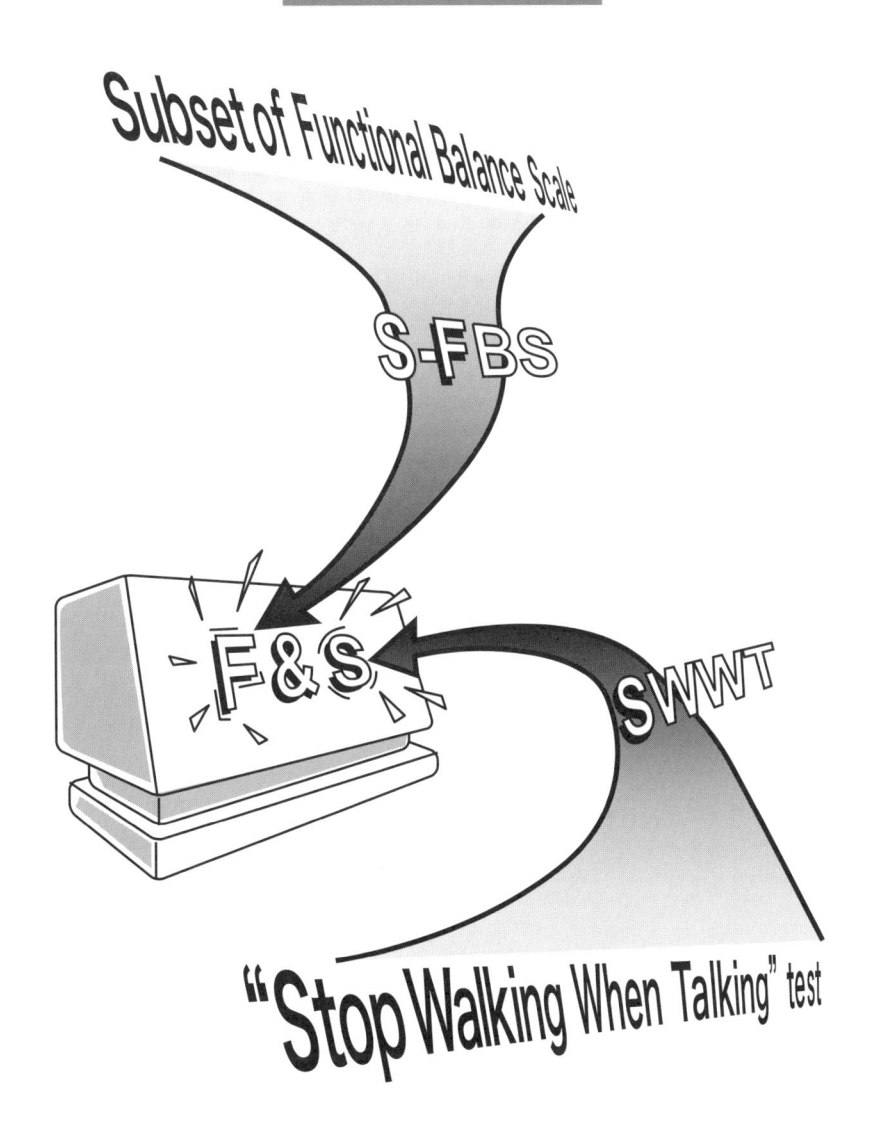

今しばらくのお待ちを。

　さて、それではもう一度、これまでの内容を簡単に振り返ってみましょう。えっ、もうわかっているからいいですって。まあまあ、そう言わずに…。
　S-FBS は、FBS 14 項目のうち 4 項目（立位保持・移乗・前方リーチ・360°回転）のみを使用します。5 段階評価での得点を合計するのではなく、境界点への到達項目数という新たな判定方法を採り入れることにより、"Simple, Easy & No Cost" な評価指標として一定の成果を得ることができました。
　本来は高齢者の転倒予測手段として開発された SWWT ですが、これを片麻痺者に適用すると、歩行自立群と非自立群間には明らかな反応の違いを生じており、注意分配能の面から歩行能力を評価する指標として活用できそうです。加えて、テスト実施時の声かけ刺激には、エピソード記憶に基づいた質問が有効であることも明らかになったのです。

S-FBS と SWWT で求める判定基準

　こうした一連の予備研究により、S-FBS、SWWT という 2 つのテストが、歩行能力のある一定の側面を反映することは確認できました。しかし、これだけでは、当初の目的である自立歩行開始の判定基準を求めるには至っていません。そこで次の段階として、S-FBS と SWWT を融合させることで、具体的な判定基準を設定できないだろうか、とさらに研究を進めたのです。その概要を説明していくことにしましょう。

対象とした施設はどこですか？

　西日本にある 7 か所の医療施設[1] で行いました。ご協力いただいた皆さまには、改めて「感謝」です。

対象者は何名でしたか？（⑮）

　発症から 1 か月以上経過した脳卒中片麻痺者 62 名です。自立歩行者（自立群とします）34 名、非自立歩行者（非自立群とします）28 名という状況でした。

---

[1]：広島：2 施設、香川：2 施設、富山：1 施設、兵庫：1 施設、熊本：1 施設

> S-FBS と SWWT で求める
> 判定基準

⓯ 自立歩行開始の判定基準を求める横断的研究の対象者

片麻痺者	62名（脳卒中発症から1か月以上経過した人）
性　別	男性 39 名、女性 23 名
年　齢	66.2±9.8 歳
麻痺側	右麻痺 30 名、左麻痺 32 名
診断名	脳梗塞 34 名、脳出血 28 名
発症からの経過日数	665.2±876.0 日
下肢 BRS	III 24 名、IV 14 名、V 16 名、VI 8 名
高次脳機能障害	あり 27 名、なし 35 名
歩行能力	自立 34 名、非自立 28 名

結果を総括すると、どのようなものでしたか？

自立群と非自立群を比較してみると…（⓰）

- 年齢は、自立群のほうが若年でした：加齢の機能回復への影響は従来から指摘されています。矛盾しない結果といえるでしょう。
- 下肢 Brunnstrom's recovery stage は、自立群のほうが高く、全体に軽症例が多くみられました：歩行を運動機能面からみれば、当然の結果といえます。運動機能障害の重症度が、歩行能力に影響していることを再確認した格好です。
- 高次脳機能障害は、自立群のほうが少数でした：S-FBS および SWWT の実施に支障のある高次脳機能障害者は、研究対象から除外しています。また、障害の有無を判断するテストバッテリーについても、施設間での統一が困難でした。そのため、厳密な意味での影響については、言及困難な面があることは否めません。

FBS 下位 4 項目の結果は…（⓱）

　項目ごとに、境界点に到達した人数と歩行能力との関連を見てみると、4 項目のすべてにおいて、境界点到達者は自立群に多くみられました。また、4 項目中の境界点到達項目数も自立群のほうが多いという結果でした。これらは、**予備研究 1** の結果と一致するものでした。

⓰ 歩行自立度と各要因との関係

		自立群（n=34）	非自立群（n=28）
年齢（歳）		62.7±7.3	70.5±10.8**
性　別	男性	25	14
	女性	9	14
診　断　名	脳梗塞	17	17
	脳出血	17	11
麻　痺　側	右麻痺	19	11
	左麻痺	15	17
発症からの経過日数（日）		665.2±876.0	632.8±704.7
下肢 BRS	III	8	16
	IV	6	8
	V	13	3 **
	VI	7	1
高次脳機能障害	あり	9	18
	なし	25	10 **

年齢、発症からの経過日数は mean±SD で表記
名義変数は χ^2 検定、ほかの変数は Mann-Whitney U 検定（下肢 BRS は順序変数として処理）、** : $p<0.01$

SWWT の結果は…（⓲）

　声かけ刺激を加えたことによる歩行停止者数は、自立群（20.6％）に比べ、非自立群（60.7％）で多く認められました。これも、予備研究2の結果と矛盾しないものでした。

自立歩行を規定する因子として抽出されたものは…（⓳⓴）

　自立群と非自立群のあいだで差のあった要因（年齢、下肢 Brunnstrom's recovery stage、高次脳機能障害、FBS 下位4項目中の境界点到達項目中、SWWT）のうち、ロジスティック回帰分析により最終的に自立歩行を規定する因子として抽出されたものは、FBS 下位4項目中の境界点到達項目数とSWWT でした。

> ### S-FBS と SWWT が、どのような結果になれば、自立歩行可能と判定できるのでしょうか？（㉑）

　S-FBS と SWWT の結果が、以下の3通りの組み合わせに該当すれば、自

> S-FBS と SWWT の結果がどのようになれば、自立歩行可能と判定できるのでしょうか？

⓱歩行自立度と FBS 下位 4 項目

a. 項目別境界点到達者数

		自立群（n=34）	非自立群（n=28）	
立位保持	4 点	34	8	**
	3〜0 点	0	20	
移乗	4〜3 点	32	6	**
	2〜0 点	2	22	
前方リーチ	4〜3 点	31	10	**
	2〜0 点	3	18	
360°回転	4〜2 点	33	4	**
	1〜0 点	1	24	

χ^2 検定、**：$p<0.01$

b. 境界点到達項目数

		自立群（n=34）	非自立群（n=28）	
到達項目数	0 項目	0	16	
	1 項目	0	3	
	2 項目	2	4	**
	3 項目	2	4	
	4 項目	30	1	

Mann-Whitney U 検定、**：$p<0.01$

⓲歩行自立度と SWWT

	自立群（n=34）	非自立群（n=28）	
歩行停止	7	17	**
歩行継続	27	11	

χ^2 検定、**：$p<0.01$

⓳ロジスティック回帰分析に用いた変数のカテゴリーとその内訳

従属変数：	歩行能力	非自立：0、自立：1
独立変数：	FBS 下位 4 項目中の境界点到達目標	0〜4 項目：0〜4
	SWWT	歩行停止 0、歩行継続 1
	年齢	75 歳以上：1、74〜65 歳：2、65 歳未満：3
	下肢 BRS	III1、IV2、V3、VI4
	高次脳機能障害	あり 0、なし 1

BOOK 3
F&S はこうして生まれました

⑳ロジスティック回帰分析の結果[1]

変数名[2]	オッズ比	95%信頼区間
FBS 下位 4 項目中の境界点到達項目数	16.44	3.19–84.75
SWWT	19.79	1.18–331.85

[1]: Hosmer-Lemeshow の検定：$\chi^2 = 3.03$, $p = 0.70$
[2]: 変数減少法（尤度比）によって残存した変数

㉑S-FBS と SWWT から自立歩行の可否を予測すると…

		SWWT	
		歩行継続	歩行停止
S-FBS	4 項目	自立	自立
	3 項目	自立	非自立
	2 項目	非自立	非自立
	1 項目	非自立	非自立
	0 項目	非自立	非自立

㉒自立歩行の可否は発生率から判定します

		SWWT	
		歩行継続	歩行停止
S-FBS	4 項目	0.99	0.84
	3 項目	0.87	0.25
	2 項目	0.28	0.02
	1 項目	0.02	0.00
	0 項目	0.00	0.00

「発生率＞0.5」の場合、自立歩行可能と判定されます

立歩行可能と判定できることがわかりました。
① S-FBS の 4 項目がすべて境界点に到達し、SWWT で歩行を継続できる。
② S-FBS の 4 項目がすべて境界点に到達し、SWWT では歩行を停止してしまう。
③ S-FBS の 3 項目が境界点に到達し、SWWT では歩行を継続できる。
　S-FBS の 3 項目が境界点に到達しても、SWWT が歩行停止の場合や、S-FBS の到達項目数が 2 項目以下の場合には、歩行は非自立と判定されます。

　これらの判定基準は、ロジスティック回帰分析に基づいた発生率から算出したものです。S-FBS の結果（境界点到達項目数：4～0 項目）と SWWT の結果（歩行継続・歩行停止）を掛け合わせると、5×2 通り＝10 通りの組み

> S-FBS と SWWT から
> 自立歩行の可否を予測、
> その可否は発生率から求めます

㉓歩行自立度判定の分類表

		観測値	
		非自立歩行	自立歩行
予測値	非自立歩行	26	3
	自立歩行	2	31

感度　　　92.9%
特異度　　91.2%
陽性尤度比 10.6%

合わせができます。たとえば、4項目到達×歩行継続、2項目到達×歩行停止、といった案配です。

この10通りの組み合わせについて、発生率[★2]というものをロジスティック関数から算出していきます。この発生率が0.5より大きい場合には、重要な意味があります。今回の研究データでいえば、発生率＞0.5であれば、自立歩行可能と判定することができるのです(㉒)。この辺りの計算式は少々、ややこしいものになりますので、詳細は割愛することにします。

"S-FBS と SWWT" から F&S へ

ここまで S-FBS と SWWT について検討してきました。ですが、いつまでも "S-FBS と SWWT" と呼び続けるのは、少々、まどろっこしいですよね。そろそろ、ここら辺りでネーミングといきましょう。

お待たせしました。"S-'F'BS と 'S'WWT"、そうです、F&S の誕生です。これからは F&S と呼ぶことにしますね。

判断指標としての F&S は、どの程度の精度があるのでしょうか？

感度92.9%、特異度91.2%、陽性尤度比（ゆうどひ）10.6を示しました(㉓)[★3]。従来、尺度の精度を検討する際には、感度と特異度で示されることが一般的でした。最近では、これら2つの指標を1つのものとして表現する尤度比（likelihood ratio）が有効とされています。

尤度比とは、感度と特異度から計算される検査の検出力（切れ味）を表す

[★2]：P（発生率）$= \dfrac{1}{1+\exp（-判別得点）}$

[★3]：感度（sensitivity）：ここでは、非自立歩行者のうち、F&S で正しく非自立歩行と判定できた人（真陽性）の割合。
特異度（specificity）：ここでは、自立歩行者のうち、F&S で正しく自立歩行と判定できた人（真陰性）の割合。

指標です。ここでは自立歩行の開始を決定するための、有効な尺度を明らかにすることが目的ですから、陽性尤度比（positive likelihood ratio）に着目します。

これは「ある事象が起こることを確定するのに、どの程度有効であるか」を示すものです。

$$陽性尤度比 = \frac{感度}{1-特異度}$$

で算出されますので、F&Sの陽性尤度比は10.6となります。野口[12]、川畑ら[13]が示している尤度比の有効性に関する基準では、この数値が10以上であれば切れ味のよい尺度とされています。10.6という値は、F&Sが自立歩行の開始を判断する指標として、十分に有効なものであることを裏づけているといえるでしょう。

では、こうして求められた結果を振り返ってみることにしましょう

期待から確信へ：F&Sって良さそうだぞ

これまでの2回の予備研究で「S-FBSとSWWTは、自立歩行能力を判断する指標として利用できそうだな…」というところまではわかりましたが、具体的な判定基準を得るには至っていませんでした。これでは臨床の場に活用することはできません。いわば「絵に描いた餅」のようなものです。臨床というライブな現場にいる私たちにとっては、実際に「使える」「役に立つ」判定基準でなければ意味がありませんから。そうした思いを受けて行ったのが、この横断的研究です。

まず、自立歩行群と非自立群を比較して、2つのグループ間にどのような違いがあるのかを確認しました。これにより、2群間で差を生じた要因については、さらに分析（ロジスティック回帰分析）を加えて、自立歩行能力を規定する要因を検討しました。その結果、最終的に2つのテスト項目が自立歩行能力の規定要因として抽出されたのです。そう、それがS-FBSとSWWTでした。これにより、この横断的研究開始前の「S-FBSとSWWTは、自立歩行能力を判断する指標として利用できそうだな…」という期待の段階から、「S-FBSとSWWTを使うことで、自立歩行能力の判定ができるぞ」という確信の段階へと進んだわけです。

> 運動機能面だけでなく、認知機能面にも目を向け、複合的視点に基づいて評価します

 ん？プロデビューしたときの松坂投手の言葉みたいですね。すみません、話を戻します。
 この結果は以下のことも示唆しています。「（バランス能力を中心とした）運動機能面だけにとらわれずに、認知機能面にも目を向けなきゃダメだよ」と。「複合的な視点に基づいた歩行の評価」、そうです、ポイントはここにあったのです。2つのテスト結果を統合して判定する、こうした手法により具体的な判定基準が見えてきました。このような流れを経て F&S は生まれてきたのです。

SWWT が活躍する場面

 歩行時の二重課題である SWWT は、もともと自立歩行が可能な高齢者を対象として開発されたものです。開発の目的は転倒予測でしたから、SWWT を利用して歩行の自立度を評価した報告は、これまで見当たりません。そもそも、非自立歩行者を対象とした研究がないのですから、当然ともいえます。SWWT に関する報告によると、歩行が自立している人でも、7.8％[27] から 47.1％[22] の割合で歩行停止を生じたとされています。これでは SWWT を単一指標として使用し、自立歩行の可否を判断することはできないでしょう。
 しかし、この結果を生かせる場面がみつかりました。それは、運動機能面から歩行能力を評価した場合に、自立歩行が可能か否かの境界域にあるような状態の人たちに適用するのです。歩行時の認知機能評価は、運動機能としての歩行がどの程度のレベルにあるかによって、判断指標としての有用性が大きく異なってくるのです。では、次にこの観点から F&S を整理してみることにしましょう。

互いに助け合う S-FBS と SWWT

 ここでは、S-FBS と SWWT の関係について考えてみます。
 歩行が運動要素から成り立っていることは、今更いうまでもありません。そのため、自立歩行の開始を検討する段階においては、当然、一定レベル以上の運動機能が必要となってきます。そうした意味からすると、F&S の場合には、S-FBS による判定が SWWT よりも先行されるべきでしょう。ここで 4 項目が境界点に到達していれば、運動機能面は自立歩行に必要十分なも

のがあり、SWWTの結果に左右されないレベルに達しているととらえることができます。逆に、2項目以下の場合だと、絶対的な運動機能が不十分であり、自立歩行を開始する段階には至っていません。

判断に難渋するのは、これらの中間域、つまり3項目が境界点に到達している場合です。このレベルの片麻痺者では、歩行がどれだけ自動的な処理過程となり、周囲環境に適切な注意配慮を行えるかが重要なポイントとなってきます。ワーキングメモリが減少しがちな片麻痺者では二重課題の影響が出やすく、2つの課題を同時に行うことで干渉作用を生じ、パフォーマンスの低下（dual task interference）[28]を生じるとされています。その結果、運動課題としての歩行だけで処理能力は手いっぱいとなり、周囲への注意や危険予測がおろそかになってしまうのです。

転倒を回避するためには、こうした機能の状況を把握することが重要なのですが、これまでは有効な臨床指標が見当たりませんでした。私たちの行ったアンケート結果[1]にも表れていたように、経験と観察で行っているというのが実情でしょう。この部分をSWWTによって解決しようというわけです。多変量解析を行ってみたところ、S-FBSで3項目到達の場合には「歩行継続であれば歩行自立」「歩行停止であれば非自立」と判断できることがわかりました。「何となく不安だけど…」という感覚的な判断から生じるためらいを、具体的な判断指標を使用することでぬぐい去ることができそうです。

S-FBSとSWWTというまったく特性の異なった2つのテストの融合が、これまでにはない複合的な視点から片麻痺者の歩行能力を評価することにつながったのです。

F&Sに残された課題

F&Sは臨床に生かせる判断指標として"Simple, Easy & No Cost"というコンセプトに沿ったものとなりました。陽性尤度比からみた尺度としての精度も、有効性の基準を満たしたものになっています。しかし、まだ検討の余地が残っていました。それは研究デザイン上の限界からくるものともいえます。

今回の研究は横断的研究デザインに基づいて行いました。この手法は、ある一定の時点での対象集団（ここでは、片麻痺者）における結果（歩行は自

F&Sに残された課題
「ニワトリが先か、卵が先か」

立しているか、否か）と要因（F&Sで示される結果）の両方を同時に調査して、その関連を検討するものです。そのためF&Sで示される判定結果、つまり要因が歩行の自立という結果よりも、常に先行しているとはいえないのです。「ニワトリが先か、卵が先か」と一緒で「F&Sで示される能力を獲得したから自立歩行になったのか、自立歩行ができる状態であればF&Sの基準も満たしているのか」ということになるわけです。

横断的研究では、得られた結果の解釈に、関連の時間性が保証されないという制約が課せられています。これは、この研究デザインの限界なのです。これを何とか解決しなければいけません。もう一頑張りしましょう。読者の皆さんも、もうしばらくおつき合いください。

縦断的研究[29]

横断的研究で求めた判定基準を実際の臨床場面に適用し、その有用性を検証する

判定基準の旅は、いざ佳境へ

脳卒中片麻痺者の自立歩行開始をどのようにして判断するか、その判定基準を求めるための旅（？）も佳境に入ってきました。いよいよF&Sをライブな臨床場面のなかに採り入れ、判断指標として試用することで、その有用性を検証する段階へと進んできたのです。

この縦断的かつ前向き研究は、（社）広島県理学療法士会の平成21年度学術助成研究として行いました。助成研究は年度単位で研究結果を報告しなければならなかったため、時間的にかなりの制約があり、これまで以上に多くの方々のご協力をいただきました。ですが、多施設参加型の研究となったおかげで、症例の選択や対照群の設定など、さまざまな面でのバイアスが最小限になるというメリットもありました。

ご協力いただいた皆さまには、再度「感謝」です。ありがとうございました。

㉔縦断的かつ前向き研究の対象者

脳卒中片麻痺者	34名
性別	男性24名、女性10名
年齢	64.9±13.5歳
麻痺側	右麻痺15名、左麻痺19名
診断名	脳梗塞22名、脳出血12名
経過日数	75.3±51.0日（発症から自立歩行開始まで）
下肢BRS	Ⅲ 8名、Ⅳ 6名、Ⅴ 16名、Ⅵ 4名
高次脳機能障害	あり15名、なし19名
発症前転倒歴	あり7名、なし27名

いよいよ臨床場面に臨むF&S

それでは、F&Sの有用性を検証していくことにしましょう。果たして、臨床というライブな場面での使用に耐えうるでしょうか。研究は以下の手順で進めました。

対象とした施設はどこですか？

これまで以上に多くの方々に、ご協力をいただきました。最終的には、広島県を中心として、西日本にある13か所の医療施設[★4]に参加してもらいました。

対象者は何名でしたか？（㉔）

病棟内での自立歩行開始を検討する段階に至った脳卒中片麻痺者34名です。自立歩行の開始をF&Sで判定する群17名（F&S群とします）と、各施設の現状の基準で判断する群17名（対照群とします）の2群に分類しました。この群分けは、単純ランダム化によるもので、それぞれの施設で対象者を無作為にどちらかの群に振り分け、その後は登録順に割り付けを行いました。

[★4]：広島：7施設、香川：3施設、富山：1施設、兵庫：1施設、愛媛：1施設

> 臨床場面に臨むF&S
> 縦断的かつ前向き研究の対象者
> 結果を総括すると？

どのように研究を実施しましたか？

　F&S群と対照群の属性を比較するとともに、自立歩行開始から1か月間の転倒・ニアミス[★5]の発生状況を調べ、2群間で比較しました。対照群は各施設の現状の判定基準で自立歩行の開始を決定したわけですが、F&S群との比較検討のためF&Sも実施しました。

　また、両群ともに、発症前の転倒歴について聴き取り調査を行いました。

結果を総括すると、どのようなものでしたか？

F&S群と対照群を比較してみると…（㉕）

基礎項目に違いはありましたか？

　2群間で差を認めた要因はありませんでした。ランダム化により、両群は均質なグループ構成になっていたといえます。

F&Sの結果はどうでしたか？

　自立歩行開始時には対照群にもF&Sを実施し、その結果をF&S群と比較しましたが、2群間で差はありませんでした。つまり、今回、参加していただいた施設で日ごろなされている判断は、いずれもF&Sの基準を満たしたものであったということです。

発症前の転倒歴には違いがありましたか？

　2群間（F&S群4名、対照群3名）に違いはありませんでした。

自立歩行開始から1か月間に、転倒・ニアミスは発生しましたか？

　残念ながら、両群ともゼロにはなりませんでした。F&S群3名（転倒1名、ニアミス2名）、対照群4名（転倒2名、ニアミス2名）という結果でした。

　ただ、幸いにも治療を必要とするような外傷を負った人はありませんでした。

以上から、
- F&S群と対照群は、対象者が均質にグループ分けされていた。

[★5]：転倒とは「本人の意思とは関係なく、地面またはより低いところに膝や手などの足底部以外の身体が接触すること」[30]であり、ニアミス経験は「転倒事故には至らないまでも転倒しそうになった経験」[31]としています。

BOOK 3
F&Sはこうして生まれました

㉕ F&S群と対照群における各要因,および転倒・ニアミス発生に関する比較

	F&S群（17名）	対照群（17名）
性別[†1]	男性11名 女性6名	男性13名 女性4名
年齢[†2]	62.4±15.4歳	65.5±11.9歳
診断名[†1]	脳梗塞10名 脳出血7名	脳梗塞12名 脳出血5名
麻痺側[†1]	右麻痺9名 左麻痺8名	右麻痺6名 左麻痺11名
自立歩行開始までの日数[†2]	75.9±43.9日	74.7±58.7日
下肢BRS[†3]	III 2名 IV 3名 V 11名 VI 1名	III 6名 IV 3名 V 5名 VI 3名
高次脳機能障害[†1]	あり7名 なし10名	あり8名 なし9名
F&S[†1]	FBS 4項目・歩行継続11名 4項目・歩行停止3名 3項目・歩行継続3名	FBS 4項目・歩行継続13名 4項目・歩行停止2名 3項目・歩行継続2名
発症前転倒歴[†4]	あり4名 なし13名	あり3名 なし14名
転倒・ニアミス[†4]	あり3名 （転倒1名,ニアミス2名） なし14名	あり4名 （転倒2名,ニアミス2名） なし13名

[†1]: χ^2検定、[†2]: Student t 検定、[†3]: Mann-Whitney U検定、[†4]: Fisherの直接確率法

● 自立歩行開始後の転倒・ニアミス発生状況に、2群間で違いはなかった。という結果が得られました。

では、転倒やニアミスを生じた片麻痺者には、どういった特性が見られたのでしょうか。そこで、転倒・ニアミスの有無により、転倒またはニアミス「あり」の人7名（転倒・ニアミス群とします）と「なし」の人27名（非転倒群とします）に再分類し、各要因を比較検討してみることにします。

転倒・ニアミス群と非転倒群を比較してみると…（㉖）
基礎項目に違いはありましたか？
両群間で男女比の違いを認めましたが、ほかの要因に差はありませんでし

転倒・ニアミス群と非転倒群における各要因の比較

㉖ 転倒・ニアミス群と非転倒群における各要因の比較

	転倒・ニアミス群（7名）	非転倒群（27名）	
性別[†1]	男性2名 女性5名	男性22名 女性5名	*
年齢[†2]	69.4±9.1歳	63.7±14.4歳	
診断名[†1]	脳梗塞6名 脳出血1名	脳梗塞16名 脳出血11名	
麻痺側[†1]	右麻痺4名 左麻痺3名	右麻痺11名 左麻痺16名	
自立歩行開始までの日数[†2]	73.0±40.8日	75.9±54.0日	
下肢BRS[†3]	Ⅲ 1名 Ⅳ 1名 Ⅴ 5名 Ⅵ 0名	Ⅲ 7名 Ⅳ 5名 Ⅴ 11名 Ⅵ 4名	
高次脳機能障害[†1]	あり5名 なし2名	あり10名 なし17名	
F&S[†1]	FBS 4項目・歩行継続4名 　　 4項目・歩行停止2名 　　 3項目・歩行継続1名	FBS 4項目・歩行継続20名 　　 4項目・歩行停止3名 　　 3項目・歩行継続4名	
発症前転倒歴[†4]	あり5名 なし2名	あり2名 なし25名	*

[†1]：Fisher の直接確率法、[†2]：Student t 検定、[†3]：Mann-Whitney U 検定、[†4]：Mantel-Haenszel 法
＊：$p<0.05$

た。発症から自立歩行開始までの日数も同様でした。

F&Sの結果はどうでしたか？

　両群間に差はありませんでした。

発症前の転倒歴には違いがありましたか？

　転倒・ニアミス群は非転倒群に比べ、転倒歴のある人が多いという結果でした。

- 転倒・ニアミス群：7名中5名に転倒歴あり
- 非転倒群：25名中2名に転倒歴あり

　結局、両群間で差を認めたものは、性別と発症前転倒歴という結果でした。そこで、これらの因子に対してロジスティック回帰分析を施し、転倒・ニアミスをもたらす要因を分析しました。その結果、最終的には「発症前転倒歴」のみが転倒・ニアミスの発生因子として抽出されました（㉗）。

㉗ロジスティック回帰分析の結果[†]

変数名	オッズ比	95%信頼区間
発症前転倒歴	18.12	1.79-183.14
性別	4.69	0.48-45.98

従属変数：転倒・ニアミスの有無
　なし＝0　あり＝1（強制投入法）
[†]：Hosmer-Lemshow 検定：$\chi^2=0.01$, $p=0.99$

F&Sの最終検証からわかったこと

「多施設での対照群」がもつ意味合い

　F&Sがライブな臨床場面での使用に耐えうるものなのか。その検証作業として行ったのが、この縦断的かつ前向き研究です。多くの施設に参加してもらいましたが、この「多くの」というフレーズには、重要な意味が含まれることになります。

　今回、設定した対照群は、各施設で行われている現状の方法で自立歩行の開始を判断してもらいました。当然のことですが、その判断は一定の方法、基準でなされたものではありません。それぞれの施設、いや、理学療法士によっても異なっていたはずです。けれども、その判断は臨床経験に基づいた多くの知恵に基づいて行われたものなのです。多数の施設で設定された対照群は多彩な知恵の結晶ともいえる訳です。こうした対照群と比較できたことは、F&Sの検証作業において多大な意義があったと考えます。

F&S群と対照群：自立歩行開始時の状態は変わらない？

　それでは、まず、自立歩行開始時の状況について振り返ってみましょう。
　F&S群と対照群では、自立歩行を開始したときの状態に違いがあったのでしょうか。このことを確認するために、対照群にもF&Sを実施したわけです。結果はすでに記載しました。そうです、対照群も全例がF&Sの基準を満たしていたのです。
　「じゃあ、どっちも一緒じゃないの」といえるのであれば、話は簡単です。しかし、対照群はあくまで「各施設の現状の基準」で判断したものです。そ

> F&Sの設定基準は甘いか？
> 1か月の観察期間中に発生した
> 転倒とニアミスの結果は…

の全例がF&Sをクリアしていたとすれば、次のような声が出てくるかもしれません。

「F&Sで設定している基準って、かなり低い（やさしい）んじゃないの。だから、それぞれの施設での基準さえクリアしていれば、F&Sのほうはみんなクリアしているとか…」

つまり、各施設で実際に適用した判定基準は、もっと難易度の高いものではなかったのか、という疑問です。もし、そうであれば、F&S群は難易度が低い、甘〜い基準で判断していたことになるわけです。すると、そこには大きな問題が…。

そうです、転倒のリスクが増してくる恐れが出てきます。

F&Sによる判定で、転倒リスクは増加していなかった (23)

そこで、自立歩行開始から1か月間の転倒およびニアミスの発生状況を観察したわけです。また、観察期間は1か月としましたが、それは以下の理由からです。

まず、対象とする期間があまりに短いと十分な観察ができません。1週間や10日では不十分ではないでしょうか。また、逆に長過ぎても困ったことになります。高齢者であれば、地域在住の健常者でも転倒を生じることがしばしばです。3か月、半年といった長期間の観察になってしまうと、自立歩行を開始した時期が早過ぎたがための転倒と、誰にも起こりうるレベルの転倒がない交ぜになってしまいかねません。それに現在の医療状況から考えると、そんなに長い期間、入院が継続されることもないでしょう。こうした点を考慮して、観察期間を1か月と設定しました。

結果的には、1か月の観察期間中に生じた転倒およびニアミスは、F&S群、対照群ともにほぼ同数であり、両群間に差はありませんでした。残念ながら、どちらも転倒・ニアミスがゼロにはなっていませんでしたが…。ですが、これが現実ともいえるでしょう。

F&Sを使って「モヤモヤ感」を払拭する

いずれにしても、判断方法の違いによる転倒・ニアミス発生は、同レベルであったわけです。そうであれば、基準化した方法で判断できる、ということは大きな意義をもってきます。現状で行われている判断が、必ずしも有効

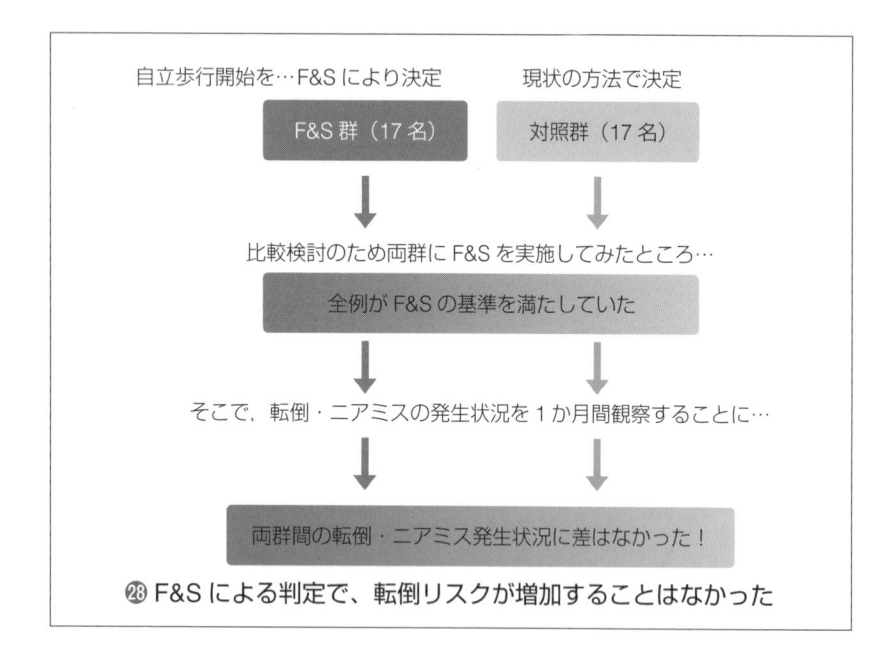

BOOK 3
F&Sはこうして生まれました

```
自立歩行開始を…F&Sにより決定        現状の方法で決定
    ┌─────────────┐              ┌─────────────┐
    │ F&S群（17名） │              │  対照群（17名） │
    └─────────────┘              └─────────────┘
           ↓                            ↓
    比較検討のため両群にF&Sを実施してみたところ…
       ┌──────────────────────────┐
       │  全例がF&Sの基準を満たしていた  │
       └──────────────────────────┘
           ↓                            ↓
    そこで，転倒・ニアミスの発生状況を1か月間観察することに…
           ↓                            ↓
       ┌──────────────────────────────┐
       │ 両群間の転倒・ニアミス発生状況に差はなかった！ │
       └──────────────────────────────┘
```

㉘ F&Sによる判定で、転倒リスクが増加することはなかった

性に欠けているとはいえません。ただ、臨床場面においては「迷いながら」「ためらいながら」といった状況がしばしばであることを、アンケート結果は示していました[1]。

アンケートの回答者からは、「いつも判断に悩んでいる」「ほかの施設、ほかの理学療法士はどうやって判断しているのかを知りたい」「明確な判断指標があれば、是非、使ってみたい」といった思いが数多く寄せられました。

アンケートにお答えいただいた皆さんは、自立歩行の開始を臨床経験や観察に基づく判断、あるいは何らかのテストバッテリーの利用や応用によってなされていました。しかし、明確な基準がない現状では、その都度、頭を悩ませなければいけないという状況に変わりはありません。特に、臨床経験の少ない理学療法士にとっては、なかなかの難問です。なかには、独自の判定手順を定めている施設もあるようですから、その場合には若い理学療法士であろうとも、それに沿うことで対応できるでしょう。ただ、アンケートの回答を見る限りでは、そうした施設の数は必ずしも多くはないようでした。

そこで、F&Sの出番となるわけです。臨床の経験と観察に基づく難しい判断を"Simple, Easy & No Cost"な方法により、一定の精度をもって行える

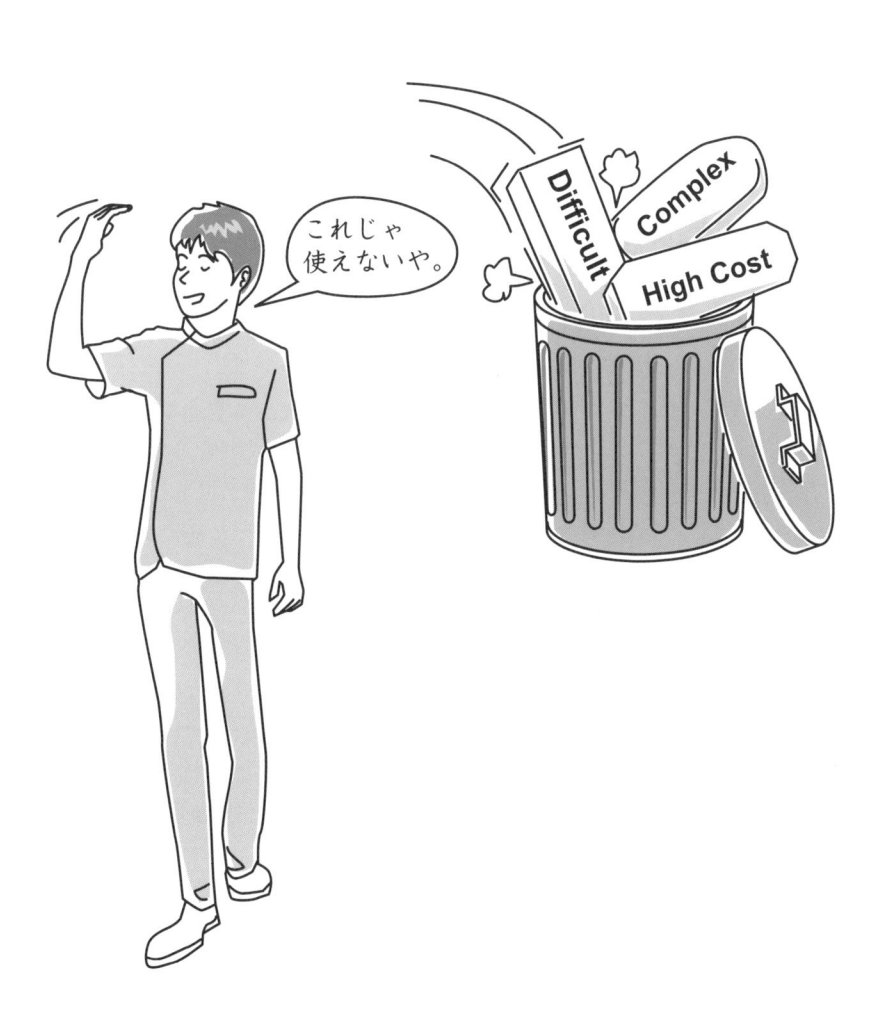

> "Complex, Difficult & High Cost" では、役に立ちません

のであれば、これは十分に有用性があるといえるのではないでしょうか。特に、臨床経験の少ない理学療法士にとって、熟練した技術を必要とせずに、短時間で容易に実施可能なF&Sは、簡便で有用なツールとして臨床場面に導入しやすいもののはずです。もし、これが"Complex, Difficult & High Cost"な方法であれば、いくら精度が良くても、「使えない」「現実的でない」ものになってしまうでしょうけれども…。

　現実の臨床場面に即していなければ、意味がないですよね。

それでも生じる転倒対策には…：発症前の転倒歴が重要です

　このように、臨床現場で多くの人が感じている「モヤモヤ感」ですが、F&Sを用いることで払拭できそうです。しかし、忘れてはいけないことが残っていました。転倒をどうとらえるか、ということです。

　今回も少数ではあったものの、転倒やニアミスを完全に避けることはできませんでした。実際、これをゼロにすることは限りなく困難、いや不可能といっても過言ではないでしょう。しかし、「少しでも転倒を減らしたい」「何とかして転倒をなくせないだろうか」という思いは、臨床に従事する理学療法士であれば、誰しもが共有するもののはずです。今回の結果を分析することで、何らかのヒントが得られないでしょうか。

　データを分析してみると、ひとつの重要な示唆が見えてきました。それは「発症前の転倒歴」に注目するということです。これまでにも入院中の片麻痺者を対象に、転倒要因についてはさまざまな検討がなされています。そうした調査では、転倒しやすい患者の身体特性や認知機能の特徴、あるいは転倒を生じた時間帯や場所といった面からの分析が多いようです。

　しかし、自立歩行を開始した初期の段階（ここの部分が大事です）では、そうした個々の要素に目を向けるよりも、発症前に転倒があったという事実を把握することのほうが重要だということです。過去に転倒歴がある場合には、その相対危険度は2〜6倍になるともいわれています[32]。つまり、要因の如何にかかわらず、その人は発症前にもすでに転倒した事実があった、転倒リスクが高い状態の人なんだ、ということを承知したうえで対応することが必要なのです。

　そうすると、いかにして転倒歴を把握するか、どのようにすれば把握できるのか、ということがポイントになってきます。現実的には本人や家族から

転倒、ニアミスをゼロにすることは不可能ですから、発症前の転倒歴に注目してみましょう

発症前の転倒歴を確認することが大切です。

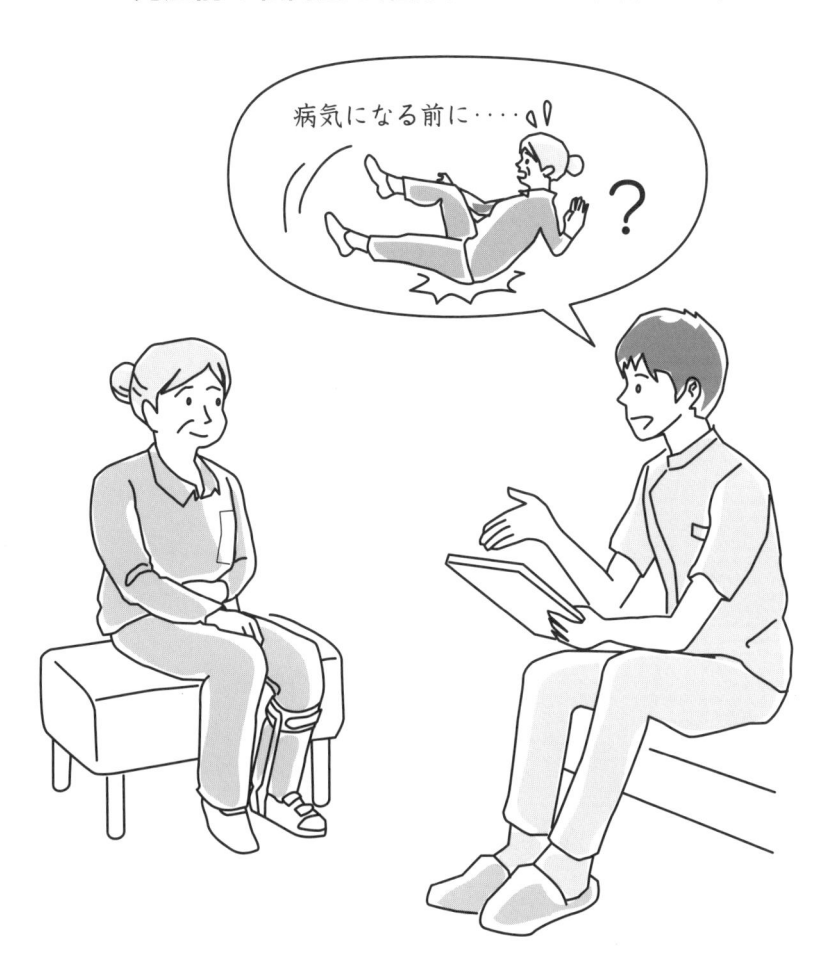

病気になる前に‥‥

の聴き取りということになるでしょう。しかし、こうした方法で果たして問題はないのでしょうか。幸いなことに、転倒履歴を確認する方法の信頼性については、これを調査した研究がありました[33]。その報告では、過去1年間の後方視的な方法でも、おおむね信頼できるデータが得られる、と結論づけられていました。どうやら聴き取りによる方法でも問題はなさそうです。本人や家族に対する転倒歴の聴き取り確認は、自立歩行を開始するにあたっての必須の手順として位置づけるべきものといえるでしょう。

おわりに

「ながら力」「モヤモヤ感」を吹き飛ばせ

　最近は書店に脳関係の書籍コーナーを目にすることが多くなりました。何種類もの「脳を鍛える」という類の本が平積みされています。また、「脳年齢」を測定し、これを若返らせるというゲームもテレビから繰り返し宣伝されています。私の取っている地方紙には、毎週「脳のトレーニング」を掲げたドリル形式の紙面があり、読者、特に高齢者に勧めています。

　翻って、私たち理学療法士の周囲では、二重課題についての研究報告を目にする機会が増えてきました。しかし、さまざまなかたちで課題を与えて「こんな影響がみられました」といった内容にとどまっているものが多いように思います。また、SWWTという4文字もチラホラと見かけるようにはなりましたが、残念なことに臨床への導入について述べたものは見当たりません。理学療法士にとっての主戦場（ちょっと、物騒な表現ですが…）ともいうべき場所、ライブを行っている舞台は、やはり臨床です。基礎的な研究を行っても、実際の場に生かされない限り

「ながら力」
「モヤモヤ感」を
吹き飛ばせ

は宝の持ち腐れに終わってしまいます。最近の若い人たちの言葉を借りれば「使えねぇ！」っていうところでしょうか。

　多くの臨床家が悩んでいる自立歩行の開始基準について、本書ではF&Sという判断指標を提示しました。決して、完璧なものではないかもしれません。まだまだ検討の余地は残っているでしょう。けれども、臨床の現場からこういった提言をしたことが議論のきっかけとなり、さまざまな知恵を得ることで、より実践的なものへと洗練され、再び臨床の場へと還元されることを期待したいのです。

　冒頭でも述べましたが、私はバリバリの研究者ではありません。毎日、患者さんと接している、そして、いつまで経っても悩みの尽きない一臨床家です。

　臨床の現場も、従来に比べると取り巻く空気が変化してきました。社会全体がそうであるように権利主張が強まり「おかげさまで…」「おたがいさま」といったことが少なくなってきたように感じられます。治療を受けて良くなるのは当然の権利であり、医療の不確実さは許さない、といった雰囲気さえ漂ってくるようです。そうした状況を受けて、医療者側が「何かあったら責任が…」と腰の引けた対応になってしまうのも無理からぬことかもしれません。「もし、患者さんが転んでしまったら…」と考えずにはいられないのです。それでも、多くの理学療法士は、患者さんの可能性を損なわずに、何とかして自立歩行を獲得できないか、と頭を悩ませながら悪戦苦闘しています。本書がそうした方々の臨床活動に、微力ながらでもお手伝いできるようであれば幸いです。

　本書の主人公ともいえる"F&S"は、多くの患者の皆さまに貴重なデータや情報を提供していただいたおかげで生まれてきたものです。また、データの収集に際しては、多くの施設のリハビリテーションスタッフの皆さまに多大なるご協力をいただきました。お忙しい臨床のなか、共同研究依頼に対し快く引き受けていただいた皆様に、改めてお礼を申し上げます。

おわりに

　また、この一連の研究は、県立広島大学大学院在籍時にご指導いただいた清水ミシェル・アイズマン先生（現 甲南女子大学）のご指導のおかげによるものです。的確なアドバイスをいただけたことに感謝いたします。

　そして、この研究の端緒を開いていただくとともに、ピンポイントの鋭いご指導で方向性を示してくださり、本書出版のきっかけも作っていただいた県立広島大学 沖田一彦教授にも最大の感謝を表します。先生のご指導によりF&Sは大きく発展することができました。

　最後に、本書執筆のあいだ、編集にあたっていただいた協同医書出版社 編集部長の中村三夫氏には、手探り状態の筆者に励ましとコメントをいただきました。F&Sをこうしたかたちで出版できたのも中村氏のご尽力によるところが多大です。心よりお礼申し上げます。ありがとうございました。

文 献

引用文献

1. 井上和章ほか. 理学療法士は脳卒中片麻痺者の自立歩行開始をどのように判断しているか―広島県理学療法士会会員を対象としたアンケート調査. 理学療法の臨床と研究 2010; 19: 11-17.
2. 千葉絵理子ほか. 脳血管障害者の院内自立歩行許可に関する調査. 北海道理学療法士会誌 1999; 16: 93-95.
3. 庄原赤十字病院医療事故防止対策研修会―森脇顧問弁護士を招いて. 広島県庄原市; 2007. 6. 20.
4. Berg KO, et al. Measuring balance in the elderly: preliminary development of an instrument. Physiother Can 1989; 41: 304-310.
5. 島田裕之. Functional Balance Scale (FBS): 機能的バランス指標. 内山 靖編. 臨床評価指標入門: 適用と解釈のポイント. 協同医書出版社; 2003. p. 103-108.
6. 杉本 諭ほか. 慢性期脳卒中患者の歩行能力と Functional Balance Scale 下位項目の関係. PT ジャーナル 2005; 39: 547-552.
7. 内山 靖ほか. 平衡機能. PT ジャーナル 1998; 32: 949-958.
8. Lundin-Olsson L, et al. "Stops walking when talking" as a predictor of falls in elderly people. Lancet 1997; 349: 617.
9. 増田 司ほか. 動作時注意障害例に対する Dual task 訓練の検討. 脳科学とリハビリテーション 2003; 3: 13-15.
10. 関 直樹. 老人骨折の特徴. 臨床リハ 1996; 5: 995-1001.
11. Andersson AG, et al. How to identify potential fallers in a stroke unit: validity indexes of 4 test methods. J Rehabil Med 2006; 38: 186-191.
12. 野口善令. 検査のエビデンス. EBM ジャーナル 2007; 8: 348-352.
13. 川畑英伸ほか. 新しい検査法の比較―感度・特異度・尤度比. 治療 2002; 84: 2496-2506.

引用文献

14. 井上 優ほか. 脳卒中患者の転倒予測尺度の予測精度に関する文献的検討. 理学療法学 2010; 37: 163-173.
15. Duncan PW, et al. Functional reach: a new clinical measure of balance. J Gerontol 1990; 45: M192-197.
16. Podsiadlo D, et al. The timed "Up and Go" test: a test of basic functional mobility for frail elderly persons. J Am Geriatr Soc 1991; 39: 142-148.
17. 對馬 均ほか. Timed Up and Go Test, Berg Balance Scale. 臨床リハ 2007; 16: 566-571.
18. Bootsma-van der Wiel A, et al. Walking and talking as predictors of falls in the general population: the Leiden 85-Plus Study. J Am Geriatr Soc 2003; 51: 1466-1471.
19. 井上和章ほか. 脳卒中片麻痺患者の歩行能力と Functional Balance Scale 下位 4 項目の関連. 日赤医学 2007; 59: 356.
20. 笠原岳人. 転倒リスク予知に関する Berg Balance Scale の有用性. 早稲田大学大学院スポーツ科学研究科スポーツ科学専攻介護予防マネジメントコース 2006 年度修士論文.
21. 井上和章ほか. 'Stops Walking When Talking'test における適切な刺激条件. 中国ブロック理学療法士学会学会誌 2007; 21: 59-60.
22. de Hoon EW, et al. Quantitative assessment of the stops walking while talking test in the elderly. Arch Phys Med Rehabil 2003; 84: 838-842.
23. Tulving E. 人間の複数記憶システム. 科学 1991; 61: 263-270.
24. 山田 実ほか. 二重課題バランス訓練による歩容変化―健常高齢者を対象とした介入研究. 総合リハ 2007; 35: 1353-1358.
25. Woollacott M, et al. Attention and the control of posture and gait: a review of an emerging area of research. Gait Posture 2002; 16: 1-14.
26. 井上和章ほか. 脳卒中片麻痺者の自立歩行能力判定―バランス評価スケールと歩行時の二重課題を組み合わせて. 理学療法科学 2010; 25: 323-328.
27. Andersson AG, et al. How to identify potential fallers in a stroke unit: validity indexes of 4 test methods. J Rehabil Med 2006; 38: 186-191.
28. Herath P, et al. Neural correlates of dual task interference can be dissociated from those of divided attention: an fMRI study. Cereb Cortex 2001; 11: 796-805.
29. 井上和章ほか. 脳卒中片麻痺者の自立歩行能力をどのように判定するか―前向き研究による検証. 理学療法の臨床と研究 2010; 19: 3-9.
30. 畑山知子ほか. 傷害を伴う転倒未経験の地域在住高齢者における転倒発生と体力および身体的要因との関連. 健康科学 2004; 26: 21-30.
31. 村田 伸ほか. 地域在住高齢者の開眼片足立ち保持時間と身体機能の関連. 理学療法科学 2006; 21: 437-440.
32. 猪飼哲雄. 特集 転倒予防とリハビリテーション. 現状と課題. 総合リハ 2011; 39: 109-114.

33. 芳賀　博ほか. 在宅老人の転倒に関する調査法の検討. 日本公衛誌 1996；43：983-988.

参考文献

Beauchet O, et al. Development of a clinical test of gait in frail elderly by a cognitive approach of locomotion. Ann Readapt Med Phys 2002；45：123-130.

Beauchet O, et al. Relationship between dual-task related gait changes and intrinsic risk factors for falls among transitional frail older adults. Aging Clin Exp Res 2005；17：270-275.

Beauchet O, et al. Dual-task-related gait changes in transitionally frail older adults: the type of the walking-associated cognitive task matters. Gerontology 2005；51：48-52.

Beauchet O, et al. Dual-task-related gait changes in the elderly: does the type of cognitive task matter? J Mot Behav 2005；37：259-264.

Bowen A, et al. Dual-task effects of talking while walking on velocity and balance following a stroke. Age Ageing 2001；30：319-323.

Baddeley A. The concept of episodic memory. Philos Trans R Soc Lond B Biol Sci 2001；356：1345-1350.

Gowland C. Staging motor impairment after stroke. Stroke 1990；21：II19-21.

Haggard P, et al. Interference between gait and cognitive tasks in a rehabilitating neurological population. J Neurol Neurosurg Psychiatry 2000；69：479-486.

Hyndman D, et al. People with stroke living in the community: Attention deficits, balance, ADL ability and falls. Disabil Rehabil 2003；25：817-822.

Hyndman D, et al. Stops walking when talking as a predictor of falls in people with stroke living in the community. J Neurol Neurosurg Psychiatry 2004；75：994-997.

Just MA, et al. Interdependence of nonoverlapping cortical systems in dual cognitive tasks. Neuroimage 2001；14：417-426.

Steffen TM, et al. Age- and gender-related test performance in community-dwelling elderly people: Six-Minute Walk Test, Berg Balance Scale, Timed Up & Go Test, and gait speeds. Phys Ther 2002；82：128-137.

Tulving E: Episodic memory and common sense: how far apart? Philos Trans R Soc Lond B Biol Sci 2001；356：1505-1515.

Usuda S, et al. Construct Validity of Functional Balance Scale in Stroke Inpatients. J Phys Ther Sci 1998；10：53-56.

Verghese J, et al. Validity of divided attention tasks in predicting falls in older individuals: a preliminary study. J Am Geriatr Soc 2002；50：1572-1576.

Verghese J, et al. Walking while talking: effect of task prioritization in the elderly. Arch Phys Med Rehabil 2007；88：50-53.

参考文献

Yang YR, et al. Dual-task-related gait changes in individuals with stroke. Gait Posture 2007; 25: 185-190.

青木詞子ほか. 慢性期片麻痺患者の非麻痺側膝伸展筋力と歩行能力の関連. 総合リハ 2001; 29: 65-70.

鮎澤純子.「医療におけるリスクマネジメント」とは何か. PTジャーナル 2001; 35: 689-696.

鮎澤純子. 現場における取り組みの見直しと今後の課題—リスクマネジメントの視点から. 総合リハ 2005; 33: 17-322.

安藤昌彦. 研究デザインの選択—記述研究, コホート研究, 症例対象研究, 介入研究. 総合リハ 2007; 35: 351-356.

石合純夫. 高次神経機能障害. 新興医学出版社; 2004. p. 201-205.

石井麦生ほか. 患者側からみた医療事故・医療過誤—問われる医療側の責任. 総合リハ 2005; 33: 323-327.

植松光俊ほか. 歩行自立度判定. 理学療法学 2005; 32: 201-206.

内山 靖. Functional Reach (FR): 機能的上肢到達検査. 内山 靖 編. 臨床評価入門: 適用と解釈のポイント. 協同医書出版社; 2003. p. 97-102.

江西一成. 片麻痺患者の体幹機能と歩行能力との関係. PTジャーナル 1996; 30: 821-825.

遠藤 恵ほか. 入院脳卒中片麻痺患者の転倒実態と関連要因に関する研究. 群馬保健学紀要 1997; 18: 61-65.

岡本五十雄: リハビリテーションとして転倒をどうとらえるか. 臨床リハ 1998; 7: 272-276.

岡本五十雄. 高齢者の転倒と骨折 脳卒中患者の転倒と骨折. 総合ケア 2005; 15: 30-35.

苧阪満里子. 脳のメモ帳 ワーキングメモリ. 新曜社; 2002. p. 1-5, 91-96, 175-185.

加藤元一郎. 注意障害. PTジャーナル 1999; 33: 575-580.

金澤 浩ほか. 高齢者の移動能力を表す評価尺度の規定. 広島理学療法学 2004; 13: 13-17.

川崎瑠美: 医療機関における転倒・転落と具体策—事故を予防するのは環境やシステムではなく, 人である. PTジャーナル 2006; 40: 953-959.

河添竜志郎. ベッドのリスク管理. 理学療法 2004; 21: 532-537.

川渕正敏ほか. 介護老人保健施設におけるリスク管理—転倒対策を中心に. PTジャーナル 2005; 39: 505-511.

北里堅二ほか. 半側空間無視を有する脳卒中片麻痺患者の歩行能力. PTジャーナル 2003; 37: 29-34.

後閑浩之. Timed "Up and Go" test (TUG). 内山 靖 編. 臨床評価入門: 適用と解釈のポイント. 協同医書出版社; 2003. p. 109-114.

参考文献

近藤和泉ほか. 自立歩行を阻害する要因は何か. 総合リハ 1999; 27: 1117-1121.

佐藤修一ほか. 重回帰分析による慢性期脳卒中患者の歩行能力に影響する諸因子の検討 廃用症候群を伴う健側下肢筋力の重要性. PTジャーナル 1993; 27: 93-99.

菅原憲一ほか. 片麻痺患者の歩行能力と麻痺側機能との関係. 理学療法学 1993; 20: 289-293.

杉原敏道ほか. 高齢者の身体能力認識と転倒について. 理学療法科学 2005; 20: 13-16.

須藤真史ほか. 脳卒中片麻痺に対する理学療法効果と判定. PTジャーナル 2001; 35: 879-884.

高杉 栄ほか. 脳卒中片麻痺患者の歩行自立度の検討—歩行時間の変動係数と片脚立位時間から. 理学療法科学 2000; 15: 37-39.

高取克彦ほか. 障害物跨ぎ動作中の認知課題付加が脳卒中片麻痺患者の転倒リスクに与える影響. 総合リハ 2011; 39: 157-162.

種村留美ほか. 注意・集中力障害 検査法と訓練. 総合リハ 2002; 30: 1291-1296.

田村 茂: 片麻痺の歩行. PTジャーナル 1991; 25: 107-113.

寺垣康祐ほか. 脳卒中片麻痺患者における座位での随意的重心移動距離—健常者との比較および麻痺側下肢運動機能・歩行能力・ADL自立度との関連性. 理学療法群馬 2002; 13: 24-30.

成田寿次ほか. 脳卒中片麻痺患者の歩行能力に与える諸因子. PTジャーナル 2003; 37: 11-15.

成田寿次ほか.: 片麻痺症例の歩行自立の判定に関する functional reach の有用性. PTジャーナル 2006; 40: 751-754.

丹羽義明ほか. 脳卒中片麻痺患者の歩行能力改善の推移. PTジャーナル 2003; 37: 5-9.

畑山知子ほか. 高齢者の転倒と身体的・精神的要因との関連. 健康科学 2004; 26: 21-30.

土生晃之ほか. リハビリテーション専門病棟における慢性期脳卒中患者の転倒について. 臨床リハ 1996; 10: 976-979.

福士宏紀ほか. 脳卒中片麻痺患者のバランス機能と歩容. PTジャーナル 2000; 34: 777-783.

星 文彦. 高齢者の加齢変化と転倒要因. PTジャーナル 2002; 36: 307-314.

堀川美貴子ほか. 注意機能評価尺度を用いた歩行自立の検討. 日本リハビリテーション看護学術大会集録 2003; 15: 121-123.

前田正一ほか. 医療紛争・訴訟の防止—被害者である患者の事故の受容. 総合リハ 2004; 32: 145-150.

前田慶明ほか. 入院脳血管障害患者における転倒予測の判断基準に関する検討. 理学療法学 2010; 37: 160-166.

増田 司ほか. 安静時と歩行時における注意機能の比較検討. 脳科学とリハビリ

テーション 2005; 5: 39-42.
松田淳子. 回復期の運動療法と歩行訓練. 吉尾雅春 編. 脳損傷の理学療法 2. 三輪書店; 1999. p. 71-77.
松田淳子ほか. 計算課題が脳血管障害の歩行動作に与える影響. PT ジャーナル 2005; 39: 373-378.
村田 伸ほか. 在宅障害高齢者の身体機能・認知機能と転倒発生要因に関する前向き研究. 理学療法学 2006; 33: 97-104.
望月 久. 理学療法におけるバランスの捉え方―概念・評価・改善へのアプローチ. 理学療法学 2005; 32: 192-196.
森尾裕志ほか. 支持棒を用いた Functional Reach Test の開発. 総合リハ 2007; 35: 487-493.
山上賢一. 理学療法現場での医療事故対策―起きた時, あなたはどうする. 理学療法学 2005; 32: 183-187.
山田 実ほか. 二重課題バランス訓練による歩容変化―健常高齢者を対象とした介入研究. 総合リハ 2007; 35: 1353-1358.
吉尾雅春. 中枢神経疾患・障害に対する評価の進め方―脳血管障害. 細田多穂ほか 編. 理学療法ハンドブック（理学療法の基礎と評価）第 1 巻 改訂第 3 版. 協同医書出版社; 2000. p. 638-699.
吉本好延ほか. 在宅における脳卒中患者の転倒予測に関する臨床研究―入院中の身体機能の観点から. 理学療法科学 2009; 24: 245-251.
和田勇治ほか. 注意障害. 臨床リハ 2004; 13: 405-412.

著者略歴

井上和章（いのうえ　かずあき）

1961 年	広島県に生まれる
1982 年	国立善通寺病院附属リハビリテーション学院理学療法学科卒業
同年	国立善通寺病院勤務、理学療法士
1986 年	国立善通寺病院附属リハビリテーション学院理学療法学科専任教官
1989 年	庄原赤十字病院、理学療法係長を経て、現在、理学療法技術課長
1999 年	佛教大学社会学部卒業
2008 年	県立広島大学大学院総合学術研究科保健福祉学専攻修士課程修了、修士（保健福祉学）

"ながら力"が歩行を決める―自立歩行能力を見きわめる臨床評価指標「F&S」

2011 年 11 月 7 日　初版第 1 刷発行

著　者　井上和章
発行者　木下　掾
イラストレーション　山川宗夫（ワイエムデザイン）
装　幀　岡　孝治
印　刷　永和印刷株式会社
製　本　永瀬製本所
発行所　株式会社協同医書出版社
〒113-0033　東京都文京区本郷 3-21-10　電話 03-3818-2361／ファックス 03-3818-2368
郵便振替 00160-1-148631
http://www.kyodo-isho.co.jp　／　E-mai：kyodo-ed@fd5.so-net.ne.jp
定価はカバーに表記　　ISBN978-4-7639-1065-3

JCOPY 〈(社)出版者著作権管理機構　委託出版物〉
本書の無断複写は著作権法上での例外を除き禁じられています。複写される場合は、そのつど事前に、(社)出版者著作権管理機構（電話 03-3513-6969、FAX 03-3513-6979、e-mail: info@jcopy.or.jp）の許諾を得てください。

本書を無断で複製する行為（コピー、スキャン、デジタルデータ化など）は、「私的使用のための複製」など著作権法上の限られた例外を除き禁じられています。大学、病院、企業などにおいて、業務上使用する目的（診療、研究活動を含む）で上記の行為を行うことは、その使用範囲が内部的であっても、私的使用には該当せず、違法です。また私的使用に該当する場合であっても、代行業者等の第三者に依頼して上記の行為を行うことは違法となります。